極論で語る感染症内科

神戸大学 感染症内科
岩田健太郎 著

慶應義塾大学 循環器内科
香坂 俊 編集協力

丸善出版

著者・まえがき

> **きょくろん【極論】**
> (1) 極端な議論．また，そのような議論をすること．極言．
> (2) つきつめたところまで論ずること．
>
> 　　　　　　　　　　　　　　　[大辞林 第二版（三省堂）より]

　感染症は微生物が起こす疾患である．現代では当たり前の事実だが，これが事実と判明したのは比較的最近のことだ．実証したのはロベルト・コッホで，19世紀後半のことである．彼は炭疽菌を用いて「コッホの原則」を提唱する．それは一病原体 vs 一疾患の関係性も暗示していた．炭疽菌だけが炭疽の原因である．両者には 1 対 1 の関係が成立するのだ．

　「コト」としての感染症と，「モノ」としての微生物．両者はもちろん同じではない．しかし，両者の 1 対 1 の関係が強固な限り，インターチェンジャブルではある．炭疽対策をうっかり炭疽菌対策といってもコミュニケーションに支障はない．事実，現在に至っても微生物と感染症の勘違いはあちらこちらに認められる．

　世界三大感染症は，結核，マラリア，エイズである．それぞれ毎年何十万，あるいはそれ以上の人命を奪っている．

　20 世紀の感染症対策は，そのまま「原因微生物対策」であった．結核対策は，結核菌対策とほぼ同義であったし，マラリア対策はマラリア原虫対策とほぼ同義であった．結核の専門家は，「結核菌の専門家」であり，マラリアの専門家は，……以下同文．

　しかし，21 世紀になり，事態は大きく変わる．いや，われわれの認識の仕方が変わったのである．

　この頃，世界三大感染症の結核，エイズ，マラリアとは別に，やはり多くの人命を奪っている感染症が 2 つあることが明らかになった．

　それが肺炎と下痢症だ．

だが，そこには疾患と微生物の1対1の関係はもはや存在しない．「肺炎球菌」による感染症であっても，その「感染症＝現象」が異なれば，治療法は大きく異なる．肺炎であれば，たいていはペニシリンで治療でき，髄膜炎であれば，ペニシリン以外の抗菌薬を要する可能性が高い（それは，本文で解説するように，決してカルバペネムでは，ない）．中耳炎や副鼻腔炎であれば，（たとえ肺炎球菌が原因であっても）おそらくは抗菌薬なしで治ってしまう可能性が高い．脾摘の患者の感染では，「何をやっても治らない」ことも多い．肺炎球菌か，否か，の命題だけでは問題をクリアできないのが，21世紀型の感染症診療，感染症対策なのである．

　風邪という「現象」においては，抗菌薬なしで治る可能性が極めて高い．理由の1つは，それがウイルス性疾患だからである．しかし，「風邪」という現象だと思っていたが，それは認識違いで，じつは風邪ではないということがある．それが抗菌薬を必要とする現象であることもある．小児だと，マイコプラズマ感染症がウイルス性の上気道炎と間違えられることはあろう．
　しかし，それは「風邪のように見える，じつは風邪ではない現象」である限り，「定義として」重症感に乏しい患者に違いない．呼吸数や顔色など，丁寧に患者を見ていれば，仮にそれが「風邪」ではなかったとしても，急転直下で患者を殺すような現象ではありにくい（あり得ない，とはいえないにしても）現象なのは察せられよう．

　だから，じっとビクビクしながら慎重に患者を見続ければよい．そして，「これは風邪のように見えて，そうではない．抗菌薬の必要な感染症だ」と判断できたところで，抗菌薬治療に踏み切ればよいのである．
　感染症は微生物が起こす疾患である．しかし，感染症は微生物「そのもの」ではない．感染症内科学は微生物学を応用した内科学である．しかし，もちろんそれは微生物学そのものではない．あくまでも，その専門性は内科学のそれ，なのである．微生物学の対象はもちろん微生物だ．感染症内科学の対象は，患者である．

ものごとを徹底的に，ラディカルにつきつめて考えると，これまでぼーっとして見逃していたことが，案外見逃してはいけないことであると気づくことがある．【極論】は，トンデモではない．トンデモとは中途半端な空想に基づく思考停止であり，ここでいう【極論】は思考停止を徹底的に阻み，ベッドサイドにとどまり続けるリアルなあり方そのものだ．

　本書を読むのは医療従事者であろうから，あるレベルの知性は担保されているはずだ．しかし，思考停止をもたらすのは知性の欠如ではない．同調圧力に抗えない，なあなあでよかったことにしたがる怯懦である．【極論】に必要なのは勇気なのだ．どんなに知性の高い医療者であっても，同調圧力に屈しない勇気を欠いていては，容易に思考停止，前例踏襲の罠にハマる．

　私はだから，読者が知性に勇気を併せもって，本書を読んでいただくことを切に希望する．

　本書の一部は私のブログ「楽園はこちら側」（http://georgebest1969.typepad.jp/blog/）にアップした内容を改変したものだ．逆に，本書の原稿の多くは，事前にブログや Facebook にアップしたものだ．

　これは読者の意見や指摘を聞くことで内容の妥当性に磨きをかけるためである．実際，このようにアップした内容に「そこは間違ってまっせ」とか「こんな論文もありますよ」といった情報提供をいただき，本書のリファインメントにとても有用だった．

　本書を制作するにあたり，ご助言いただいた皆様の名前はここでいちいちあげませんが，アドバイスをくださった皆様すべてにこの場を借りて厚く御礼申し上げます．

2015 年 12 月吉日

著　者　岩田　健太郎

編集協力にあたって

「極論で語る」シリーズの中で最もエッジが効いているのが本書ではなかろうか.

　振り返ってみると，【極論】とタイトルに銘打ちながらも，循環器は（いちおう）米国と日本のスタンダードを語り，神経は専門医としての熱き思いを語り，腎臓は基礎から応用までの積み上げを語っている.

　本書『極論で語る感染症内科』はひと言でいうと **日本的な考え方の根本を殴り倒している** といえるのではないだろうか. 岩田先生は各章で「ここが問題なのだ」と躊躇なく踏み込み，（オマージュ？）を引き合いにだしながら，その解答を極めて明確なカタチで提示してくれている. 具体的には，スタンダードとされる教科書やガイドラインをステップとして，現場での優先順位のつけ方を学び，さらにその批判的吟味を行うにあたって「エキスパートの思考」をトレースできるよう構成されている.

　この性格上，本書は教科書やガイドラインの副読本ということになり，イチからの学習には向かない（このシリーズはほとんどそうなのだが）. 一番の対象者は，基礎知識をもっていながらも，それを実践するにことに悩みや躊躇いを抱えている方々ではないだろうか.

　自分の編集協力者としての役割は，溢れ出てくる岩田先生の思考の流れ（土石流？）を整理し，区分けすることであった. なるべく基本的な「コンセプト」と呼ばれる部分を前半に配置し，後半で専門的かつ深い内容をカバーできるよう配慮したつもりである. さらに，各セクション冒頭ではそのエッセンスを【極論】として提示し，龍華先生の挿絵や四コマ漫画とともに，読者にとって岩田先生の考え方がより身近なものとなるよう尽力させていただいた.

なお，自らの専門が循環器内科であるため，特に**カテ感染**（5章）や**骨関節感染**（デバイス感染と酷似；6章）は非常に身近に感じられた．一般的な読者にとって感染症の本質を理解するのに適している章は，**咽頭炎・中耳炎**（3章），**髄膜炎**（7章），**尿路感染**（8章），**胆管炎**（9章）の各章ではなかろうか．現代的なエビデンスの解釈をカバーしているのは，**肺炎**（4章），**腸炎**（10章），**インフル**（12章）の各章である．ちなみに最後のHIVの13章はタガが外れたようにぶっ飛んでいる．

　最後に，中耳炎の章で岩田先生が（本書ですっかり当て馬とされた感のあるカルバペネムと比べた）アモキシシリンの鋭さについて述べているが，自分にとって本書こそが，そのアモキシシリンであった．誠にその踏み込みの深さ，そしてその切れ味に恐れ入る．

2015年12月吉日

編集協力　香坂　俊

執筆者紹介

■ 執筆者
　岩田　健太郎　　神戸大学大学院医学系研究科感染治療学分野 教授

〔略歴〕	1997 年	島根医科大医学部医学科卒業
	1997 年	沖縄県立中部病院 研修医
	1998 年	米国セントルークス・ルーズベルト病院内科レジデント
	2001 年	米国ベスイスラエル・メディカルセンター感染症フェロー
	2003 年	北京インターナショナル SOS クリニック家庭医
	2004 年	亀田総合病院感染症内科部長，総合診療感染症科部長
	2008 年〜	現職

■ 編集協力
　香坂　俊　　慶應義塾大学第一三共心血管炎症学寄附講座 特任講師
　　　　　　同　医療科学系大学院臨床研究・統計部門プログラム責任者

〔略歴〕	1997 年	慶應義塾大学医学部卒業
	1999 年	米国セントルークス・ルーズベルト病院内科レジデント
	2003 年	同　チーフ・レジデント
	2004 年	米国ベイラー医科大学 Texas Heart Institute 循環器内科フェロー
	2006 年	米国コロンビア大学循環器内科スタッフ
	2008 年〜	現職
	2014 年〜	東京大学医療品質評価学講座 特任准教授（併）

目 次

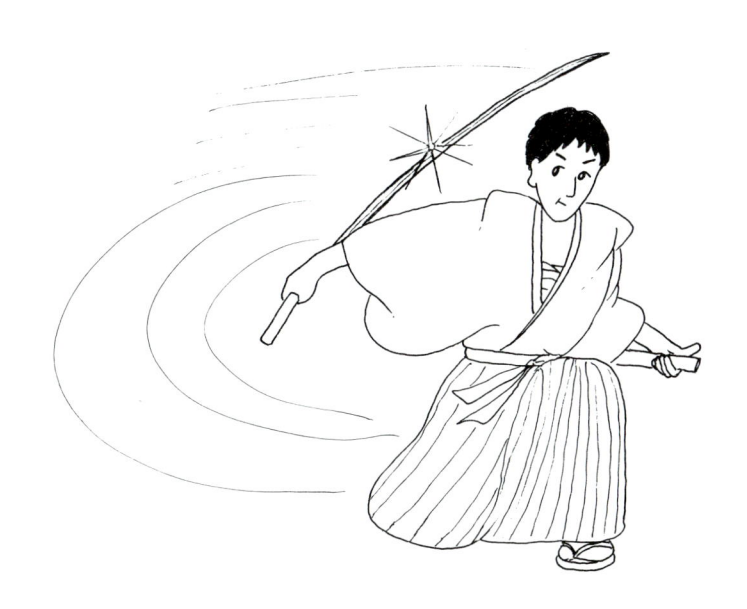

キャラクター紹介

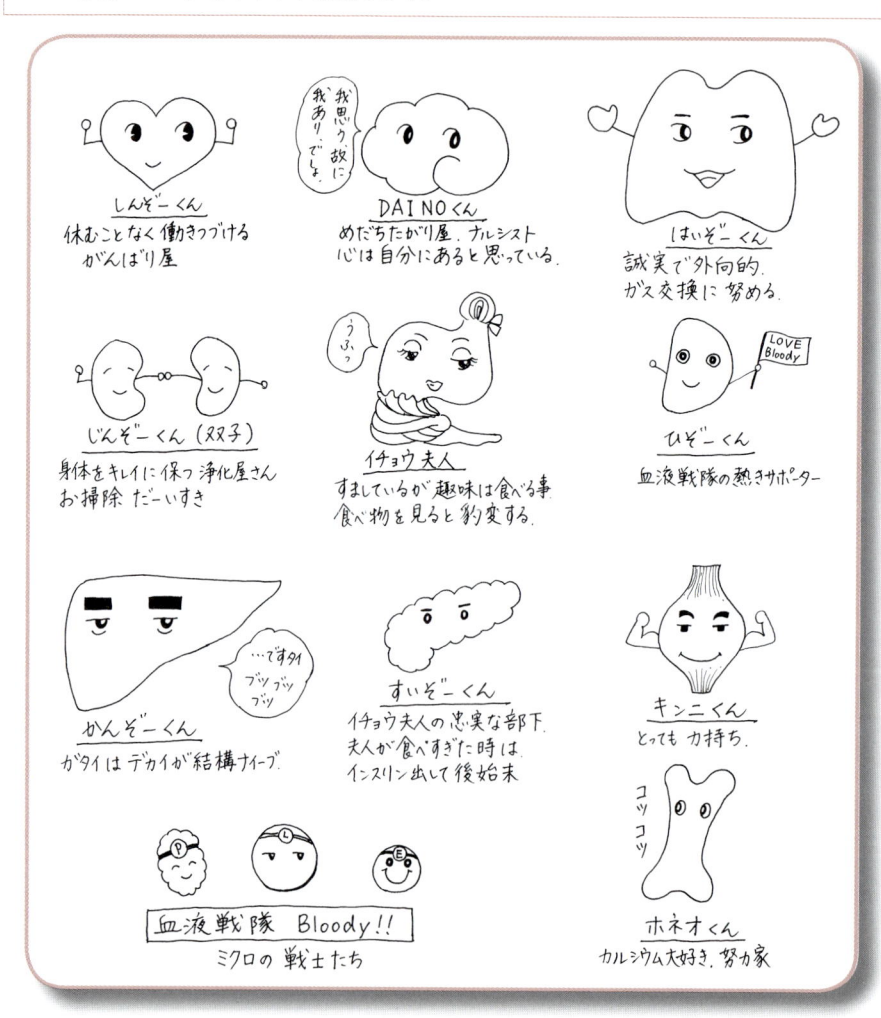

■ 各章イラスト

龍華　朱音　　　名古屋大学大学院医学系研究科 血液・腫瘍内科

1 序論：抗菌薬の「極論」的選択 その1

極論1 抗菌薬は「消去法」で選ぶものと心得る

> AがなぜAであって，A以外ではないかということを，十分にみたすにたる（究極的な）理由がなければ，どんな事実も真ではない，存在もできない．またどんな命題も，正しくないということになる．
> ［文献1) ライプニッツ：モナドロジー・形而上学叙説より］

　ライプニッツのこの言葉は，診断においても，あるいは抗菌薬選択の際にも適用できる至言である．が，今現場での抗菌薬選択の根拠づけはあまりにもシンプルで平坦になっていないだろうか？　曰く，

「ブロードに治療したい」
「患者が易感染性だ」
「患者がシックだ」
「この抗菌薬ならなんでも効く」

こうした根拠の先にあるのは，例えば

メロペン・バンコ

であったり，

メロペン・バンコ・ファンガード

のような「パターン認識」的な約束処方になってしまう．まあ，うち（神戸大学病院感染症内科）のフェローたち（後期研修医）もこのパターン認識で抗菌薬を選んでいることが多い．そう偉そうなことはいえない．

　もちろん，結果として広域抗菌薬を複数使うことはよくあるのであって，メロペン（メロペネム），バンコ（バンコマイシン），ファンガード（ミカファンギン）のような絨毯爆撃的な抗菌薬の乱打だからダメなのではない．問題は，その選択の必然性である．すなわち，

メロペン・バンコ・ファンガード

以外のベターな選択肢はない，と確認し，確信したあとに「結果として」このような選択肢に至ったのか，それともほかの可能性は一切捨象して，「とりあえず」身も蓋もない絨毯爆撃に踏み切ったのか，ということが重要なのだ．残念ながら，感染症診療の現場では，後者のケースが圧倒的に多いのである．

　ライプニッツの指摘は，「抗菌薬は相対評価である」ということを暗示している．メロペネムの属性，バンコマイシンの属性，ミカファンギンの属性のみならず，その周辺にあるほかのすべての抗菌薬の属性を十分に理解し，その抗菌薬使用の可能性を検討し，そして「それじゃダメだろ」と判断した結果のメロペネム（あるいはバンマイシン，ミカファンギン）ならばOKなのである．言い換えるならば，抗菌薬選択は一種の消去法であるといえる．

　当然，研修医に「なぜ，その抗菌薬を選んだのか」と常に問いかけることは大事である．根拠を口にする習慣をもてば「なんとなく」「いつもやっているから」といった根拠薄弱な処方が減る．そしてここではさらに，もう一歩進めてみたい．**「なぜ，ほかの薬ではダメだったのか」**という問いを……．この問いに答えられるのであれば，この研修医の力はかなりのものだといえるだろう．

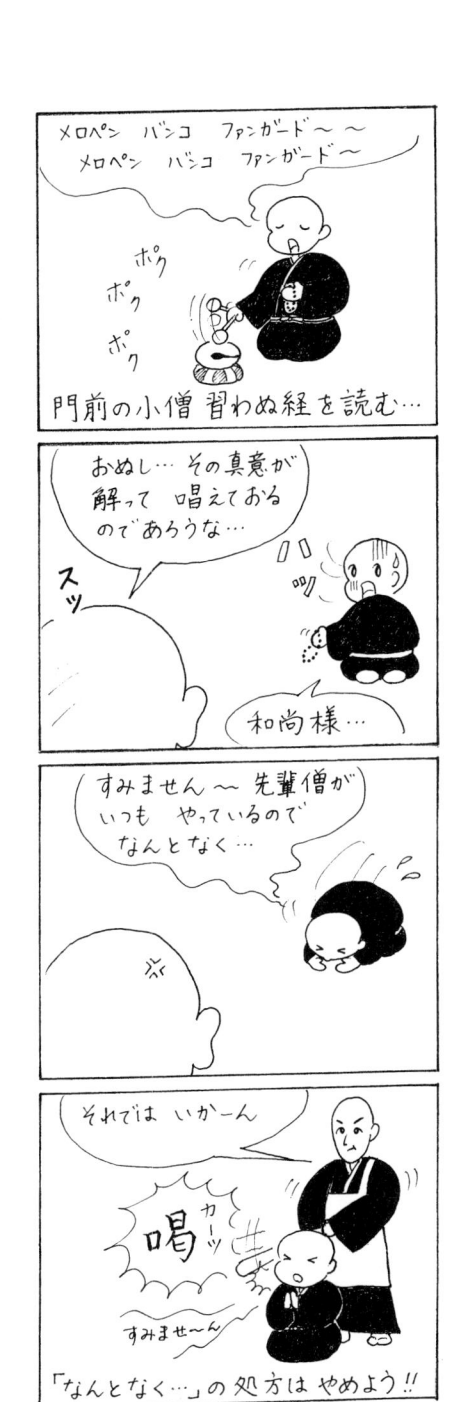

極論2　必要以上に感受性に引っ張られない

　かつて臨床現場における抗菌薬選択の基準はシンプルであった．それは「感受性があるか，ないか」というたった1つの問いに答えることだったのである．

　しかし，この感受性があるなしというのは，言い換えれば「試験管の中でバイキンが死ぬか」という命題に等しい．この「検査室のパラメータ」がすべてであった時期があったのだ．

　しかし現実の感染症治療開始時に原因微生物が同定されていることは多くない．感受性までわかっている症例は少数派だ．よって，感受性のあるなしは予測を立てる，ということになる．この予測を立てた治療がエンピリック（あるいはエンピリカルな）治療（empiric therapy）である．

　当然，感受性のあるなし問題で外れがないようにするには，カバーを広げるのが一番簡単な方法である．特に微生物の予測がうまくいっていない場合はそうである．よって，このような単純，シンプルな基準のもとでは

メロペン・バンコ・ファンガード

的な処方が多くなる．当然のことだ．

　ある歯科の先生の話によると，1980年代から90年代にかけて「この抗菌薬はMIC（minimum inhibitory concentration, 最小阻止濃度）が低い」という説明で当時の第三世代のセファロスポリンが爆発的に売れ，それまで使われていた第一世代のセファレキシン（ケフレックス®など）の売上が激減したと聞く．セファレキシンは *in vitro* でのMICが新規の第三世代セフェムよりも高かったからである．

　拙著『99・9%が誤用の抗生物質 医者も知らないホントの話（光文社新書）』[2] でも指摘したが，日本で圧倒的なシェアを誇る経口セフェムはフロモックス®（セフカペン ピボキシル）やメイアクト®（セフジトレン ピボキシル）のような第三世代セフェムである．しかし，こうした第三世代セフェムは概ね消化管からの吸収が悪く，感染部位に到達する量はごくわずかである．たとえMICが低くても，感染部位における組織内濃度も低ければ意味がない．MICは価値のある指標であるが，価値のすべてではない．これだけを語るのが不十分なのだ．

無論，薬剤感受性があるのは大切だ．感受性がなければその抗菌薬が効く可能性はかなり下がるからだ．しかし，「感受性がある」は話の前提である．そのすべてではない．感受性がある抗菌薬を選択するのは普通の選択であり，当たり前の選択だ．問題はその先にある．

極論3　PK/PD を意識できて一人前

　薬物動態 [pharmacokinetic；PK] や薬力学 [pharmacodynamics；PD] (PK/PD) の歴史は古い．PK の概念が導入されたのは 1953 年という [3]．1960 年代になると PK/PD の研究が進み [4]，著者が感染症の教育を受けていた 2001 年頃には必須項目になっていた．

　薬物動態 (PK) は，投与された薬がどのようにどのくらい体の中に入っていくか，という概念である．例えば，経口抗菌薬なら，何％が消化管から吸収されるのか，といった話である．そして感染部位に到達した抗菌薬がどのようにどのくらい原因菌をやっつけてくれるか，を示すのが薬力学 (PD) だ．PD のほうは *in vitro* の微生物学の概念にかなりシンクロするが，**PK は患者に関する属性である**．

　この概念を蔑ろにしていたから，【極論2】のように 20 世紀後半に経口第三世代セフェムは（日本でだけ）圧倒的なシェアをもつようになり，セファレキシンは現場で使われなくなった．

　日本でも薬理学の分野では PK/PD 理論の研究はなされてきた．しかし，臨床感染症領域でこのような議論がきちんとなされることは少なかったように思う．上記のように *in vitro* での抗菌活性ばかりが注目され，患者の体でどうなるのか，という議論は比較的お留守になっていたのである．基礎医学から臨床医学，臨床医学から実診療への知識体系の移行には時間がかかる．そのトランスレーショナルな部分の問題，基礎医学と臨床医学の分断（いや，臨床医学の欠如，か）が感染症診療への薬理学的知見の活用を遅らせていたのである．

　例えば，日本化学療法学会は『抗菌薬適正使用生涯教育テキスト』を 2008 年

に出版している．「セフェム系抗菌薬の使い方」では「薬力学・薬効動態学」の項目はあるが，分布容量（volume of distribution）などの“形式的なお勉強のための議論”があるのみで，実臨床に役立つ PK/PD の記載は乏しい．経口セフェムの PK 的問題についても「経口セフェム系薬は小腸上皮から血中への吸収を高めるため，axetil（CXM-AX：オラセフ®），proxetil（CPDX-PR：バナン®），pivoxil（CDTR-PI：メイアクト，CFPN-PI：フロモックス）などエステル基を有する薬剤が多い」と言及されているのみである．

　このような記載は知識を高めて物知りになるのに役に立つかもしれないが，診療の質を高めるのには寄与しない．

表1　経口セフェム系薬の体内動態．［文献 5）日本化学療法学会 抗菌化学療法認定医認定制度審議委員会編集：抗菌薬適正使用生涯教育テキスト（改訂版），pp74．2013．より］

	1回投与量	生体利用率	最高血中濃度	腎排泄
Cephalexin ケフレックス®	500 mg	90%	10 〜 18 μg/mL	80 〜 100%
Cefaclor ケフラール®	500 mg	93%	9 〜 13 μg/mL	50 〜 80%
Cefotiam hexetil パンスポリン T®	400 mg	68%	3.5 〜 4.5 μg/mL	30 〜 40%
Cefuroxime axetil オラセフ®	250 mg/500 mg	52%	3.7/5.4 μg/mL	66 〜 100%
Cefdinir セフゾン®	200 mg/300 mg	25%	1.3/1.6 μg/mL	11 〜 18%
Cefditoren pivoxil メイアクト®	200 mg/400 mg	16%	3.4/4 μg/mL	16 〜 22%
Cefcapene pivoxil フロモックス®	100 mg/150 mg	35%	1.3 〜 1.9 μg/mL	30 〜 40%
Cefpodoxime proxetil バナン®	200 mg	46%	2.3 〜 3.9 μg/mL	30%

2013 年の『抗菌薬適正使用生涯教育テキスト（改訂版）』では，この項目は大きく変更されている．

　『改訂版』では「第 3 世代セフェム系薬のバイオアベイラビリティ bioavailability は低く，かつ注射薬で述べたようにセフェム系薬の分布容量は低値であるため，十分な組織濃度を保つことが難しい．このため，軽症〜中等症の尿路感染症の治療薬としては使用できても，薬効動態的観点からは気道感染症や中等度以上の皮膚軟部組織感染症に対する治療効果はあまり望めない」とより突っ込んだ内容になっているのだ．これは言い換えるならば「試験管のデータと患者のデータを一緒にするな．*in vitro* でよくても，使えない抗菌薬はある」といっているのである．

　ちなみに，セファレキシン（ケフレックス）のバイオアベイラビリティは90％以上（表 1）．こちらのほうが，はるかによい．MIC が少々低かろうと（感受性さえ残っていれば）関係ない．

　気をつけてほしいのだが，経口セフェムの多くが"吸収をよくするために"ピボキシルなどの側鎖が付いている．換言するならば，そういう側鎖を付けなければ吸収が悪すぎて使いものにならないのである．たとえ側鎖をつけて吸収が改善されても，その吸収はパッとしないのである．

　なお，このような側鎖があるのはセフェムだけではない．経口カルバペネムのテビペネム　ピボキシル（オラペネム®）にもピボキシル基がついている．

　さらにいうならば，オラペネム小児用細粒の「医薬品インタビューフォーム」（2013 年 4 月改定　第 8 版）によると，オラペネムの人のバイオアベイラビリティは「該当資料なし」だそうだ．マウス，ラット，イヌ，サルに投与した場合のバイオアベイラビリティは，順番に 71.4％，59.1％，34.8％，44.9％程度であった．

　前述のように，血中濃度を決定するのは薬物動態（PK）である．それが感染部位での薬効，すなわち薬力学（PD）に影響する．PK と PD は相互に関係している．PK/PD と併記されるのは，ダテではないのだ．この PK/PD に準じて，抗菌薬の多くは時間依存性，濃度依存性の抗菌薬に分類される．

> **1**　時間依存性抗菌薬では MIC よりも高い血中濃度を保っている「時間」，すなわち time above MIC（T > MIC）が重要である．βラクタム剤が時間依存性の抗菌薬の一例であり，半減期が短い抗菌薬の多いβラクタムでは，T > MIC を高く保つために頻回投与や持続投与といった戦略が必要になる．
> **2**　他方，キノロンに代表される濃度依存性の抗菌薬は，時間よりも濃度のほうが大事である．

　もちろん，これはあくまでも相対的な意味合いでそうであり，濃度依存性だったら，時間が「どうでもよい」という意味ではない．例えば，シプロフロキサシンはキノロンであるが半減期があまりに短いため，1 日 1 回投与は普通行わない．12 時間おき投与が一般的だ．

　時間依存性の抗菌薬に用いるパラメータがもっぱら T > MIC なのに対して，濃度依存性抗菌薬の効果を示す指標は複数ある．最大濃度（Cmax あるいはピーク），最小濃度（Cmin あるいはトラフ），AUC/MIC，あるいは Cmax/MIC といったものだ．

　レボフロキサシンはかつて 1 日 3 回投与だった（なぜか世界中で日本でだけ）が，近年 1 日 1 回投与に改められたのは濃度依存性のアドバンテージを活かすためである．このほうが，Cmax/MIC や AUC/MIC は高まるのだ．

　もっとも，AUC/MIC と T > MIC は相関していることが多いため，時間依存性抗菌薬にとっても AUC/MIC は重要だ．また，Cmax/MIC も AUC/MIC にある程度相関している．よって「この抗菌薬の効果は Cmax/MIC で見るべきで，AUC/MIC で見るのは間違いだ」のようにあんまりカリカリする必要はない．これは私の【極論】ではなく，オーセンティックな感染症のテキスト『マンデル感

染症の原理と実際 第8版』にそう書いてある（図1）[6].

　ところで，MIC や MIC90（90％の菌株の発育を阻止する濃度．50％なら MIC50，あるいは IC50 とか EC50 という），MBC（minimal bactericidal concentration，最小殺菌濃度）は，いずれも *in vitro* のパラメータである．もちろん臨床的にも有用なこともある．

　しかし，抗菌薬の効果は患者の体内では達成する抗菌薬の濃度との相対的な関係によって決定される（【極論3】参照）．思い出してほしいのだが，抗菌薬の血中濃度は各抗菌薬によって異なり，同じ抗菌薬でも投与量や投与間隔，投与経路によって達成する血中濃度は異なる．

　総じて MIC は感染性心内膜炎や髄膜炎など，特に重症，難治性の感染症の治療薬を選択するときには重要だ．しかし，それは1つの菌に対してある抗菌薬が十分に効果を発揮するか，という絶対評価において重要なだけである．異なる複数の抗菌薬の MIC をそのまま比較する相対評価はできない．

　抗菌薬の属性はたくさんあり，MIC だけをその評価のすべてにしてはいけない．**MIC だけを見て，「あ，こっちのほうが，MIC が低いからベターな抗菌薬だ」**

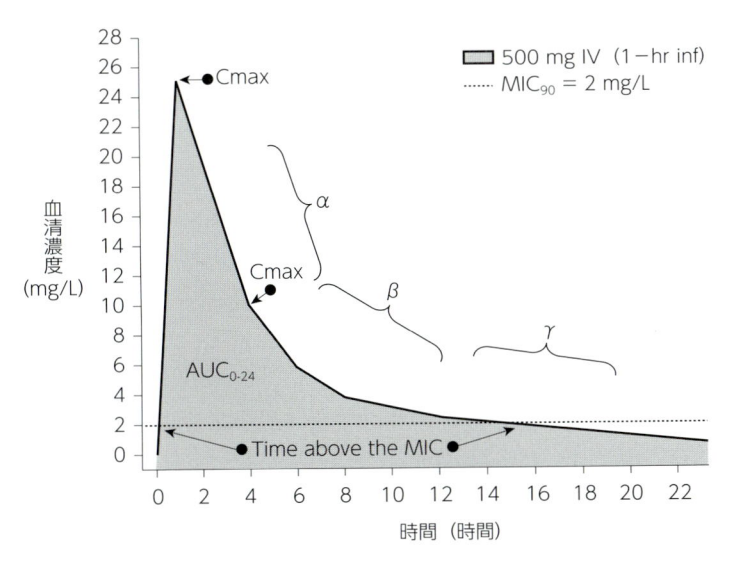

図1 よくある抗菌薬の薬物動態（PK）と薬力学（PD）の関係．MIC（最小阻止濃度），AUC（area under the curve，濃度曲線下面積），Cmax（最大濃度）．

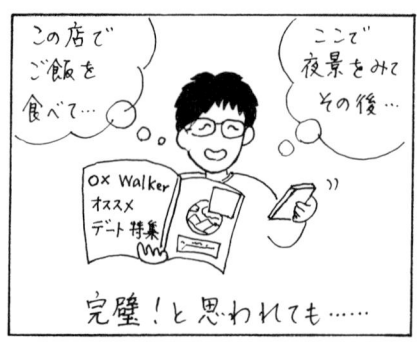

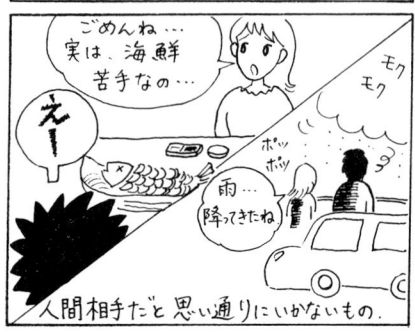

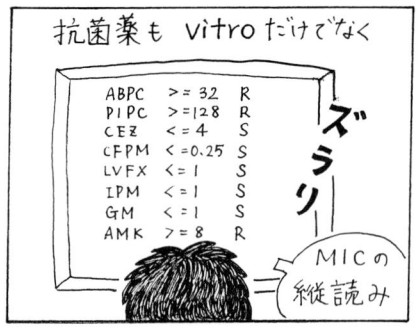

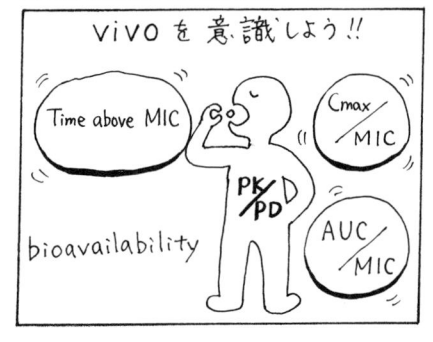

といってはいけないのだ.

　こういうのを俗に「**MIC の縦読み**」と呼ぶ. *in vitro* のパラメータを過度に臨床応用した誤用の一例だ.

抗菌薬の「極論」的選択 その1で押えなくてはいけないポイント

1　この抗菌薬でなければならない「必然性」を突き詰めよう
2　「PK/PD」は大事. 要するに患者は大事
3　MIC は縦読みしない

コラム1　基礎医学と臨床医学の間：“Inoculum effect” と “Eagle effect”

　試験管やマウスは人間ではない. よくいわれる話だ. だから, *in vitro* や animal study を直接人間に応用させてはならず, よって人間を対象とした実験, 臨床試験が必要とされるのだ.

　しかし, 世の中には未解決の問題が数多く存在する. 臨床医学でもわかってないことはたくさんある. 問題は, **目の前の患者への判断保留, という選択肢は臨床医にはないこと**だ. 「この問題については研究を重ねて3ヵ月後にお答えします」とか「これについては来年まで先送りします」という回答は出しにくい. **われわれは手持ちのコマで「さしあたり」正しいと思える回答を即座に提示しなくてはならない**のだ. この考え方からすると, エビデンス・ベイスド・メディシン evidence-based medicine とは,「手持ちの最良のエビデンス best available evidence を活用すること」である.

　ときに, inoculum effect というものがちょっと話題である. inoculum とは inoculate さ

れたもの,「植え付けられたもの」という意味だ. 治療薬の最小阻止濃度（MIC）がグンとあがり, 治療薬が無効になる効果を指す.

　これが, 特に研究されているのは黄色ブドウ球菌で, ペニシリン系, あるいはセファゾリンのような第一世代セフェムで研究が多い. そのほか, 大腸菌, 肺炎杆菌 *Klebsiella pneumoniae* や緑膿菌 *P. aeruginosa*, セラチア属 *Serratia* やチフス菌 *Salmonella typhi*, バクテロイデス属 *Bacteroides* などでも同様の現象は認められている.

　Inoculum effect はその名が示すとおり *in vitro* で観察される現象だ. 問題は, それが臨床的にどのような意味があるか, という点である. これを明示するデータは現段階では多くない. この基礎医学的知見をどのように扱うか, 専門家の間でも議論があるようだ.

　このことがもっとも問題になりそうな臨床像に, 菌量の多い膿瘍がある. 例えば, *K. pneumoniae* による膿瘍では, セファゾリ

ンよりも inoculum effect を起こしにくい高次のセフェム（セフトリアキソンやセフォタキシム）のほうが合併症の発生率が低かったというデータがある[7]．

もっとも，*K. pneumoniae* による肝膿瘍でもセファゾリンでも，高次セフェムに比べ死亡率は低くなかったという論文も後に発表されている[8]．この問題，まだ決着がついていないというべきであろう．

では，現実にはどうすればよいのか．難しい話ではない．**感染症に対する原則的なアプローチの遵守，である．つまり「まずは患者を見てから考える」に戻ればよい**．

一般的に膿瘍性疾患はそれが，どのような菌が原因であれ，細菌性髄膜炎のような1分1秒を争う疾患ではない．患者の全身状態がよければ，確定診断，ターゲットを絞った治療でよいだろう．MSSA やクレブシエラにも（感受性があれば）セファゾリンからスタートさせ，臨床効果を見て escalation が必要か判断すればよいと思う．もちろん，適切なドレナージが最重要なポイントだと思う．多発膿瘍や菌血症，ショックなどの合併症をともない，患者の状態が悪ければ，原因菌の精査以前に広域抗菌薬による患者の安定化が最優先だ．まあ，そういうことだと思う．

ところで，似たような現象に Eagle effect というものがある．これはその名の通り Eagle さんが発見した現象で，ペニシリンのような細胞壁に作用する抗菌薬を大量に使うとかえって抗菌効果が落ちてしまう，という

ものだ[9]．

Eagle effect そのものは "そういう現象" であり，背後にあるメカニズムは未だはっきりしていないようである．いくつかある仮説の1つに，大量の細菌に対する高用量ペニシリンで誘導されるβラクタマーゼの存在，つまり inoculum effect が提唱されている．ややこしいですね．Eagle effect は細胞壁に作用し，分裂をあまりしていない大量の細菌に対して起きるとされているが，inoculum effect はリボゾームに作用する抗菌薬でも作用部位の「飽和」のために起きうるそうだから，両者はオーバーラップする部分はあるものの，同じものとはいえない[10]．

もちろん，Eagle effect も *in vitro* で観察される "現象" である．この現象が発見されてもう半世紀以上になるが，いまのところ，臨床現場におけるわれわれのペニシリンの投与量や投与方法に与える指南は（ほぼ）ない．

一般的に抗菌薬選択のパラメータは多様であり，1個のアイテムに引きずられるのはよくない．CRP の吟味と考え方は同じである．

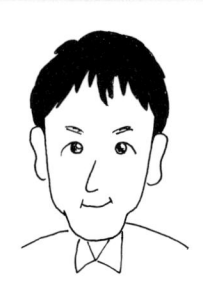

●文献

1) ライプニッツ（著），清水富雄，竹田篤司，飯塚勝久（訳）：モナドロジー・形而上学叙説より（中公クラシックス）：中央公論新社，pp13-14．2005．

2) 岩田健太郎（著）：99・9％が誤用の抗生物質 医者も知らないホントの話（光文社新書）：光文社，2013．

3) Wagner JG. History of pharmacokinetics. Pharmacol Ther. 1981;12(3):537-62.

4) Csajka C, Verotta D. Pharmacokinetic-Pharmacodynamic Modelling: History and Perspectives. J Pharmacokinet Pharmacodyn. 2006 Jan 11;33(3):227-79.

5) 日本化学療法学会 抗菌化学療法認定医認定制度審議委員会編集：抗菌薬適正使用生涯教育テキスト（改訂版），pp74．2013．

6) Pai MP et al. Pharmacokinetics and Pharmacodynamics of Antiinfective Agents. In. Mandell, Douglas, and Bennett's Principles and Practice of Infectious Diseases. 8th ed. 2014.

7) Cheng H-P, Siu LK, Chang F-Y. Extended-spectrum cephalosporin compared to cefazolin for treatment of Klebsiella pneumoniae-caused liver abscess. Antimicrob Agents Chemother. 2003 Jul;47(7):2088-92.

8) Lee SS-J et al. Predictors of Septic Metastatic Infection and Mortality among Patients with Klebsiella pneumoniae Liver Abscess. Clin Infect Dis. 2008 Jan 9;47(5):642-50.

9) Eagle H, Musselman AD. The rate of bactericidal action of penicillin in vitro as a function of its concentration, and its paradoxically reduced activity at high concentrations against certain organisms. J Exp Med. 1948 Jul 1;88(1):99-131.

10) Brook I. Inoculum Effect. Clin Infect Dis. 1989 Jan 5;11(3):361-8.

2 序論：抗菌薬の「極論」的選択 その2

極論1　副作用は相対的に捉える

　前章から抗菌薬の選択についての話をさらに掘りさげていこうかと思うが，今回の【極論】のトピックはその副作用に関する考え方についてである．当たり前のことだが，試験管の中のバイキンに抗菌薬を振りかけても，患者に対する副作用に関する情報は得られない．医薬品には副作用がつきもので，副作用がゼロの医薬品は存在しない．プラセボですら服用後に有害事象は起きるものだ．しかし，副作用があること「そのもの」がダメなのではない．あくまでも大切なのは，想定される副作用のリスクと，当該抗菌薬が患者にもたらすリスクの相対関係だ．

　例えば，すでに挙げた経口セフェムや経口カルバペネムには，ピボキシル基という側鎖がついていて吸収を改善させている．このピボキシル基のもたらす副作用に，低カルニチン血症による低血糖がある．特に小さい子どもに多く，1歳児では20例も報告されており，PMDAは警告を発している[1]．

　だが，低カルニチン血症による低血糖の発生数そのものはそれほどではないから，「これをもって経口セフェムやカルバペネムを一切処方するな」とはいわない．いわないが，こうした副作用が存在することを念頭に置き，それ以上の利益が十分に期待できるときだけ，処方は許容される．逆に，風邪のようなウイルス性疾

患に経口第三世代セフェムを出すのは「割にあわない」というべきだ．率直に申し上げて，副作用のリスクを上回る利益を経口第三世代セフェムが患者にもたらすことは，稀である．

さらに近年，抗菌薬使用そのものが人のネガティブなアウトカムに寄与しているかもしれないというデータが次々に発表されている．薬をたくさん出せばよいことがある，という素朴な足し算の医療に対する警鐘だ．ポリファーマシー問題の認識．薬のネガティブサイドへの配慮が必要なのである．

これも例に示そう．マクロライド系抗菌薬やキノロン系抗菌薬はQT延長の副作用があることが知られていたが，米国の研究ではアジスロマイシンの使用が心血管系の死亡リスクの増加に寄与することが示唆された[2]．アジスロマイシンだけでなく，レボフロキサシンも不整脈や死亡のリスクになるという米国退役軍人を対象にした研究もある．ただし退役軍人なので喫煙の影響も大きいだろうが[3]．

このことは，アジスロマイシンが悪の薬であるとか，使ってはならない薬であることを意味していない．例えば，高齢者の肺炎患者にアジスロマイシンを用いると，心筋梗塞のリスクは少し増えるけれども，全体的には死亡率が下がる[4]．要は，抗菌薬は使い方次第なので，絶対善でも絶対悪でもない．

「相対的な思考」が重要になる

同じくマクロライドのクラリスロマイシンを，スタチンを内服している高齢者に用いるとスタチン毒性のリスクが高まる．これは薬物相互作用のせいだ[5]．心不全でスピロノラクトンを使っている患者にST合剤を出すと，突然死のリスクが上がる．高カリウム血症のリスクが高まるためであろう．しかし，この研究ではシプロフロキサシンでも突然死のリスクは上昇していた（adjusted OR 1.55, 95% CI 1.02-2.38）．これは上記のQT延長で説明できるかもしれない[6]．

上記のようなデータが示唆することは，**高齢者に抗菌薬を処方するときは，それを正当化する強い根拠が必要なのだ**，という，まあ当たり前の事実である．例えば，間違ってもほとんどがウイルス性であることが知られている「風邪」とかに出してはならない，ということにつながるのである．

小児であれ，高齢者であれ，あるいはどんな患者であっても医療行為はポジティブサイドとネガティブサイドがある．医療行為のよい面ばかりを見る素朴な楽観

主義は廃するべきだ．もちろん，医療はすべて悪，といった陰謀論的悲観主義に陥る必要もない．現代の抗菌薬処方は相対的なバランス感覚がわれわれに要求されているのである．

極論2　FOCUS comes FIRST

気道症状がない発熱，頭痛で「上気道炎」と診断されて第三世代セフェムが処方される．特に珍しいことではない．本稿執筆の前日も，同じような事例があったが，この方はじつは髄膜炎であった．幸い，無菌性髄膜炎の患者だったのだが，もしこれが細菌性髄膜炎であったらと思うとぞっとする．

細菌性髄膜炎の第一選択薬は，後述のように（7章【極論3】参照）第三世代セフェムであるが，もちろんそれは注射薬の話．投与量が少なく，吸収の悪い「経口」の第三世代セフェムでは治療効果は期待されるわけもなく，患者の生命に関わる．培養の偽陰性化により診断を邪魔する可能性もある．

同様に，腹痛はあるが下痢がない患者で「急性胃腸炎」と診断される．特に珍しいことではない．ただし治療法や予後の異なる（可能性がある）胆道感染，憩室炎，骨盤内炎症性疾患（pelvic inflammatory disease：PID），その他の疾患もきちんと考慮すべきなのに，である．

さらに，フォーカスのことを考えれば，尿路感染症の診断は基本的に

尿検査と尿培養

が必須であることもわかる．臨床症状だけで尿路感染症と診断するのは難しいためである．膀胱炎のように見えて（性感染症の）尿道炎とか，腎盂腎炎のように見えて椎体炎ということもある．病歴聴取，問診や身体診察は重要だが，その限界を知ることも大切だ．

無論，一所懸命ワークアップしても感染臓器が特定できないこともある．さら

に「感染症である」と特定できないことすら，ある．しかし，そのような現実は，特定しようという努力そのものを否定するものではない．できない事例は，できるようにするための努力の動機づけになるべきで，できなくてもいいよ，といういい訳の源泉にしてはならないのである．

より根本的な問題は，感染症診療で多用される体温，白血球，CRP［C-reactive protein，C反応性タンパク］といった炎症の指標は感染症のフォーカスについては何の情報も与えてくれないということである．よく，CRPが20以上だと重症感染症だから入院，点滴の抗菌薬と勘違いされていることがあるが，もちろんそういうことではない．外来で治療できる急性咽頭炎でもCRPが20以上のことはザラである．しかしこうしたときでも感染症のフォーカスがわかっていれば，冷静に経口抗菌薬で外来通院したまま治療ができる．

極論3　自分たちの未来のために培養をとる

さて，抗菌薬に効果があるかを確認するのに最も大切なのは，原因微生物を特定し，その薬剤感受性を確認することだ．原因微生物の特定に必要なのは，前述の感染症のフォーカスの特定だ．すべてはリンクしている．

今度は菌血症を例に挙げよう．長い間懸案になっていた複数セットの血液培養も今では保険収載がなされている．菌血症を疑う患者には，最低2セットの血液培養の採取が「基本」である．

しかしこの血液培養だけで満足してはならない．これでは感染症のフォーカスはわからないからだ．呼吸器検体（喀痰），尿など，臨床症状や身体診察所見を元に必要な検体を採取し，Gram染色や培養検査を行うのが，感染症のフォーカスと感染微生物の特定に非常に役に立つ．

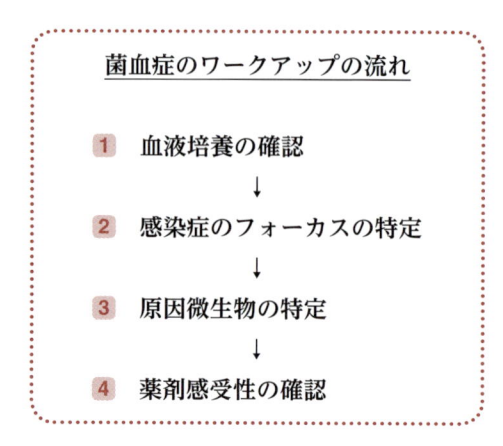

　一方で，尿路感染症で尿培養が必要か，については議論もあり，特にコスト削減にうるさい米国などでは「尿培養をとってもとらなくても臨床アウトカムは変わらない」という根拠で尿培養を不要とする意見も聞く．

　この話を聞くと，私は研修医のときに出会ったある救急医を思い出す．彼はある「原因不明の」腹痛患者を内科に入院させたのだが，その患者はがんが腹膜播種をしていた．触るとゴリゴリの状態であった．「何が原因不明だ．あんた，本当にこの患者診察したのか？　お腹触ったのか？」と問うと，彼は賢しらに「腹部診察をして，患者のアウトカムが改善するというエビデンスはない」といったのだ．実際これは的を得た反論であり，かの有名な『British Journal of Medicine』誌には「スカイダイビングでパラシュートが必要かどうか検証したRCTは存在しない」という論文が掲載されたこともある（皮肉です，念のため）．

　話を元に戻そう．たしかに尿培養をとってもとらなくても多くの場合は患者の治療はうまくいくだろう．しかし，「うまくいかないとき」ももちろん，ときにはあるだろう．

そのときこそ，次の一手を選ぶためには尿培養が役に立つ

　これに加えて，ある診療のセッティングで尿培養のデータベースがあれば，「どの抗菌薬に感受性があって，どの抗菌薬にないか」をそのセッティング内で判定

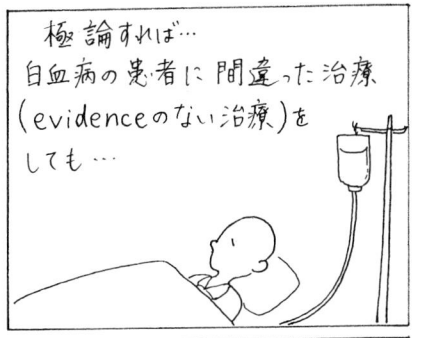

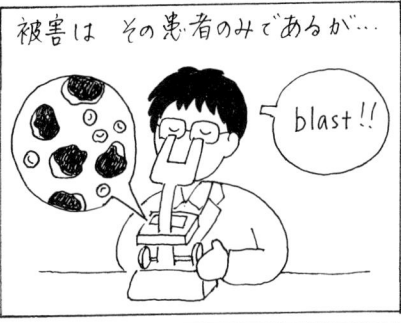

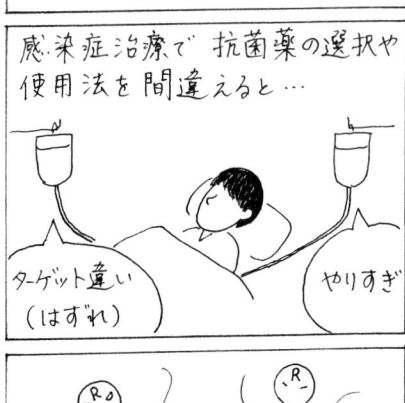

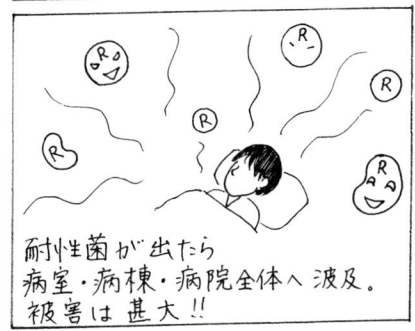

することができる．これは一種の原因菌の検査前確率となるのだ．

　尿路感染症だと思っていて，尿路感染症でないこともある．例えば，発熱，腰痛で椎体炎だった，など．こういう事例は尿路感染患者「だけ」を集めた臨床試験では内的に検討することができない．尿培養陰性結果を受けて，はじめて自分の診断仮説に疑いをもち，かの患者が「尿路感染症のカテゴリーに属さない」可能性を勘定に入れることができるのだ．

極論 4　非劣性のマージン決定には「誰か」の意思が働く

　最後に抗菌薬の効果の吟味についてであるが，近年，**非劣性試験 [non-inferiority trial]** が医薬品について行われることが多くなった．感染症領域では特にそうである．そのため特にセクションを割いてコメントしたい．

　一般に，細菌感染症については「プラセボ群」を置くことは倫理的に容認されない．抗菌薬療法の効果があまりに自明なため，「それをしない」という選択肢をもちにくいからだ．もちろん，後で述べるように急性中耳炎のような「抗菌薬なしでも治ることが多い」感染症もあり，過度な一般化は危険であるが．

　そこで，抗菌薬の吟味は多くの場合，プラセボとの比較ではなく，既存の抗菌薬 A と別の抗菌薬（通常は新規の抗菌薬）B との「ガチンコ勝負」ということになる．

　しかし，ガチンコ勝負で既存の A を凌駕する効果を新薬 B に期待するのは大変だ（もちろん，そういう薬があったほうがベターに決まっているが，そうでないことのほうが圧倒的に多い）．そこで，**B が A よりもベターといわないまでも，せめて A には劣らない**，ということを示せばよい，という研究デザインが用いられるようになった．これを非劣性試験という．

　非劣性試験は「A と B は引き分け」という意味ではない（こちらを検証するのは**同等試験 [equivalence trial]** という）．これはあくまでも，そんなに（厳

密にいえば，決められた非劣性マージンよりは）劣っていない，という意味である．もちろん，BのほうがAよりもよい（superior）薬，という意味でもないのは当然だ．

さて，ではどうしてこのような面倒くさいデザインの臨床試験を行うのか．

理論的には，こうである．Bという薬はたしかに既存のAよりも治療効果が優れているわけではない．しかし，Bのほうがずっと安い，あるいは飲みやすい，あるいは副作用が少なくて安全だ．こうした利点がたくさんあるため，臨床効果はAとどっこいどっこいでも，総合力としてはBのほうが圧勝だ．こういう薬がある場合は，非劣性試験をやる価値が十分にある，と考えられる．

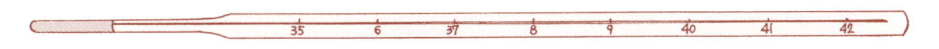

非劣性試験でわかる抗レトロウイルス薬の選択性

非劣性試験が特に有用な領域に HIV/AIDS がある．かつて死の病であった AIDS は 1990 年代後半に確立された**抗レトロウイルス薬の併用療法**，いわゆる **ART [anti-retroviral therapy]** の効果が確立して，劇的に予後が改善した．生命予後という観点からいうと ART という手法はほぼ完成しており，これ以上，治療効果を改善させることは極めて困難なほどだ．

新しい抗レトロウイルス薬がどんどん開発されているが，治療効果（AIDS 関連死の減少）で既存の薬と喧嘩をするのはほとんど意味がない．だから，別の観点から攻める必要がある．すなわち，錠数が少ない．小さい．副作用が少ないといった別の利点である．

例えば，比較的新しいドルテグラビル（テビケイ®）は，既存の主役級だったエファビレンツ（ストックリン®）よりも小さく，ずっと副作用が少ないのが売りだ．だから AIDS の治療効果そのものが非劣性でも構わない，というわけで，このような非劣性試験が次々と一流誌に発表されている[7]．

ただし，新薬は当然値段が高い．日本ではテビケイ 1 錠（1 日量）は 3262.6 円，ストックリン 600 mg 錠（やはり 1 日量）が 1916.9 円だ（2015 年 7 月現在）．ART は毎日飲まねばならない．一生飲まねばならない．1 日千円以上の違いは，月に 3 万円以上の違いとなり，年間 30 万円以上の違いとなる．仮に 1 万人の HIV/AIDS 患者がストックリンからテビケイに切り替えるだけで，年間 30 億円の医療費の違いを生み出す．

現在，日本のHIV/AIDS診療は身体障害者制度および自立支援医療制度があり，患者の自己負担は大きくならない．よってどんどん新薬に切り替えても患者の懐は痛くない．

　しかし，HIV/AIDS患者は，毎年千人以上の新規感染者が報告されている．すでに述べたようにARTのお陰でAIDSの予後は劇的に改善したため，総患者数は増え続けている．日本の医療費が年間40兆円に届こうという中で，医療費や公費（税金）を負担する人口は減り続けている．こうしたコスト面での問題は，今後は無視できないだろう．治療効果は遜色ないのだから，ストックリンの大きさが気にならず，副作用が発生しない患者であれば，「こっちでもいいじゃん．安いし」という考え方は当然あるべきだ（13章【極論4】参照）．

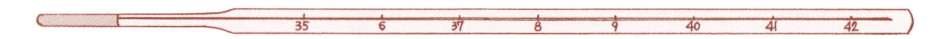

　非劣性試験の多くは製薬メーカーが研究資金を提供している．古くて安い薬に出資する奇特なメーカーはおらず，既存の薬と比較されるのは高価な新薬と相場が決まっている．だから，当初の理念「より安い薬との非劣性試験」は机上の空論で，現実にはほとんど（少なくとも感染症の世界では）成立しない．

　もちろん，世の中には必ず例外事項はある．例えば，ICUに入院するほどではない市中肺炎に，βラクタム剤に加えてマクロライドやキノロンといった抗菌薬を追加したほうがよい，という意見がある．その一方で，そんなの必須ではない，という意見もある．後者であれば当然コストは下がるし，耐性菌も減るかもしれない．こういう根拠で両者を比較した結果，βラクタム単剤療法はマクロライド・キノロンを併用した場合と比べ治療効果は「非劣性」であった．ほかの利点に加え，コストの観点からいっても，非劣性試験の必然性は満たされたのである[8]．

　ここまではまあ，リーズナブルな内容を紹介してきた．しかし，本来の意味を失ったような非劣性試験も散見される．

　例えば，経口カルバペネムであるテビペネム ピボキシル（オラペネム®）の承認前に，既存薬であるセフジトレン ピボキシル（メイアクト®）高用量と比較した非劣性試験である．具体的には，小児急性中耳炎に対するこの臨床試験ではテビペネム ピボキシルは既存薬と非劣性と示すものであった．治療終了後の菌消失率や副作用発現率に差はない[9]．

① しかしそもそも，カルバペネムという広域抗菌薬を経口薬で用いるのは耐性菌対策上，問題である．薬価の面でも，新薬のほうが不利なのは当然である（オラペネムは執筆時点の 2015 年 7 月現在で 100 mg が 597.5 円．同量のアモキシシリン® はジェネリックだと 10 円前後）．
② また，セフジトレン ピボキシルのように薬理学的に不利な（前述）抗菌薬と比較して非劣性を示す意味もわからない．これは「基準治療の有効性が保証されなければ，それに非劣性だとしてもプラセボと同等である可能性が否定できなくなる」と指摘されるとおりである [10]．
③ 根本的に，急性中耳炎のような（比較的）軽症感染症の場合は自然治癒することも多く，このことは日本耳鼻科学会の診療ガイドラインにも「多くの急性中耳炎は，抗菌薬非投与で軽快する」と明記されている [11]．

　新薬の承認と販売という観点からはこのような非劣性試験は「エビデンス」として純粋学問的には意味があるかもしれないが，患者にとって特に利益がある試験とはいえない．本研究を読んでも，私はオラペネムを処方しようとは思わない．経口カルバペネムのような特殊な抗菌薬なのだから，難治例や治療失敗例，耐性菌が同定されたケースに限定した臨床試験のほうが，まだ本剤の「真の価値」を検証するのには有用だったのではあるまいか．

　以上のように，非劣性試験が価値をもたらすことはある．しかし，臨床的には意味の小さいいわゆる「me too drug」を増やす道具にされかねないのも，また事実である．製薬メーカーが「非劣性試験で非劣性が示されました」と自社薬を宣伝する場合は，「ではそのクスリは，比べた既存薬に比べてどういうアドバンテージがあるの？」と問うべきだ．

　コストはまず勝負にならない．新薬のほうが高いに決まっている．圧倒的に副作用が減るなど，ART 的なアドバンテージが必要だが，めったにそういうものは見られない．5 年後，10 年後の長期的予後（例えば，発がん性など）がわからないこと，耐性菌出現のリスクを考えたら，非劣性試験の結果が非劣性であっても，古い抗菌薬を使うほうが理にかなっていることが多いはずだ．非劣性試験はそういう読み方をするべきだ．

なお，蛇足ではあるが，非劣性試験の結果，じつはAのほうがBよりずっとよかったという「優越性」が偶然（？）示されることがある．そして，それはそのように解釈してもよい．が，逆はダメである．優越性試験のデザインで臨床試験を行い，その結果をもって「非劣性である」と主張することはできないのだ．これは，非劣性試験の帰無仮説「BはAに非劣性ではない（not noninferior）というわかりにくい概念（not noninferior をはじめて見たときはうなった）に「優越性はない（not superior）」が包括されるが，優越性試験の帰無仮説「BはAに比べて優越ではない（not superior）」に非・非劣性（not noninferior）が内包されないためだ[12].

「われわれが情報を主体的に選びとる時代は終わった．われわれは主体なく情報を見せられているのである.」

　［文献 13）東　浩紀：『弱いつながり』より］

　私が情報検索をするときは，多くの場合，PubMed と Google Scholar を併用している．両者の使い分けについては，私が訳した『ナラティブとエビデンスの間』[14] に詳しいので，そちらを参照いただきたい．**PubMed が網羅的な文献検索に向いている**のに対して，**Google Scholar はアルゴリズムを用いて，こちらが一番欲しい論文（であろう論文）をすばやく見つけるのに向いている．Google Scholar でめぼしい論文を探し，PubMed でそれを再検索して関連論文を探す，という合わせ技も可能である.**

　一方，私は製薬企業からの情報提供は遠慮している．学会の（彼らがスポンサーになった）ランチョンセミナーにも参加しない．白状すると，昔はこういう方法で情報提供を受け，またアゴアシ的な（事実上の）接待も受けていた．

　しかし，製薬企業からの情報収集は効率が悪く，また情報のバイアスを免れないと学んだ今ではこのようなやり方はとらない．そして，MR とのアポイントメントをなくすと，仕事に割く時間が増大する．こちらのほうがありがたい．

　なによりも，本書の冒頭のライプニッツの言葉のように，MR からの情報提供では医薬品を相対的に評価することが不可能になる．MR は自社の薬の情報しか提供しない．他者の薬に言及するときは，それをこき下ろすときだけだ．よって相対的な抗菌薬の評価は不可能になる．

　例えば，当該企業の内部事情や，薬のマーケットといった診療とは無関係な情報なら，MR は有用だろう．かつて私は某抗菌薬の国内外の市場について MR から情報提供を受けたことがある．こういう情報の多くは非公開で，ネットでも見つからないことが多いからだ．

　一方で，MR からの情報は無料であり，しばしば食事などの「おまけ」もついている．普通に自力で情報収集すると，カネがかかるということもある．残念ながら論文や診療ガイドラインはすべて無料とはいかない（将来は無料提供すべきだと，私は思っている）．教科書も有料だ．UpToDate, DynaMed といった二次情報源も有料だ．

　しかし，医療者がプロとして研鑽を積んでいくためには，こうしたオーセンティックな情報の対価としては，コストに見合った投資だと私は思う．リテラシーを磨くための授業料ともいえる．まあ，一部海外出版社があまりにも「ボッている」現状には，私も批判的だけれども．

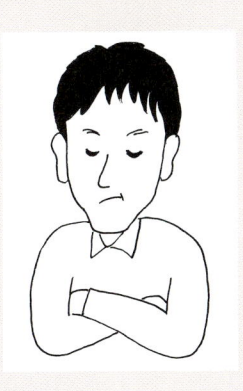

さらに余談だが，ものぐさな著者は，最近学会（学術集会）にも参加しなくなっている．専門医資格を維持するための最低限の出席以外には価値を見いだせなくなっている．

日本の学会に行って驚きの事実を学ぶことはほとんどない．ネットで得られる情報量が，学会の価値を相対的に減らしている．往復の移動費用，宿泊費用，学会参加費用があれば，教科書や論文を購入したほうがましだ．

海外の学会も最近はオンラインで見たり，mp3 でダウンロードすることができる．多くは有料だが，渡航費や学会参加費用を考えれば安い買い物だ．時差ボケに苦しみながら現地で発表を聞くよりは，フレッシュな頭のまま日本で発表を聞いたほうがずっと頭に入りやすい，と私は思う．

自身の学会発表も最近はあまりしなくなっている．そのようなエネルギーがあったら，直接論文を書いて投稿すればよいと気づいたからだ．学会発表の寿命は短い．アーカイブを残す学会もあるが，発表そのものが引用されることは稀だ．PubMed にも残らない．論文にすれば，それは（たぶん）未来永劫残る，射程の長い存在になる．

論文を書くにあたっても，私は日本語論文を書くことはほとんどなく，書くなら英語であると思っている．日本語だと読者が減るからだ．日本語で書くとしたら，日本人だけに読んでほしいトピックの場合に限る（著書もそうだ）．日本人に読ませたければ，英語では書かないほうがよい．多くの日本人は英語論文を読みこなしていないからだ．

もちろん，学会参加には有名人にあったり，人脈を築いたり，あるいは旅行そのものを楽しむといった「余得」はある．学会に参加する意義は否定しない．とはいえ，日本の場合，あまりにも学会の数は多すぎる．地方会など何のためにあるのか，私には理解できない．学会に行く暇があったら勉強するか研究すればよいのに，とすら思う．

感染症関係でも学会，学術集会は多すぎる．そして，ほとんどの場合はアブストラクトの締め切りが過ぎても演題が集まらないので〆切延長になっている．これでは質の担保ができない．

プライマリケア系の学会は立場の違いや政治的争いを克服して合併し，大きな共同体になった．感染症系の学会も海外と競合できる質の高さを担保すべく，合併・統合すればよいと思う．

抗菌薬の「極論」的選択 その2で押えなくてはいけないポイント

1. 抗菌薬には必ず副作用がある．そのリスクを上回る利益が得られて初めて使う価値がある
2. 感染臓器と原因微生物は必ず「確定」を目指す．古典的な感染症の検査（白血球や CRP）はどちらも教えてくれない
3. 「非劣性試験」の解釈は「結果」だけでなく，「価値」が大事．統計的な「非劣性」だけで満足してはならない
4. あえて製薬メーカーから情報を得ないほうが，診療の質は高まる

●文献

1) http://www.pmda.go.jp/files/000143929.pdf（閲覧日 2015 年 6 月 16 日）.
2) Ray WA et al：Azithromycin and the Risk of Cardiovascular Death. N Engl J Med. 2012 May 17;366(20):1881-90.
3) Rao GA et al：Azithromycin and levofloxacin use and increased risk of cardiac arrhythmia and death. Ann Fam Med. 2014 Apr;12(2):121-127.
4) Mortensen EM et al：Association of azithromycin with mortality and cardiovascular events among older patients hospitalized with pneumonia. JAMA. 2014 Jun 4;311(21):2199-208.
5) Patel AM et al：Statin toxicity from macrolide antibiotic coprescription: a population-based cohort study. Ann Intern Med. 2013 Jun 18;158(12):869-76.
6) Antoniou T et al：Trimethoprim-sulfamethoxazole and risk of sudden death among patients taking spironolactone. CMAJ. 2015 Mar 3;187(4):E138-43.
7) Walmsley SL et al:Dolutegravir plus abacavir-lamivudine for the treatment of HIV-1 infection. N Engl J Med. 2013 Nov 7;369(19):1807-18.
8) Postma DF et al.：Antibiotic Treatment Strategies for Community-Acquired Pneumonia in Adults. N Engl J Med. 2015 Summer;372(14):1312-23.
9) 鈴木賢二ら：Tebipenem pivotal 細粒の小児急性中耳炎に対する cefditoren pivoxil 高用量対照ランダム化二重盲検比較臨床試験（第Ⅲ相試験）. 日化療会誌 57 (S-1)：167-185, 2009.
10) 山本舜悟：感染症医のための非劣性試験の読み方 . KANSEN Journal No.51（2014.9.4）(http://www.theidaten.jp/journal_cont/20140826J-51-2.htm).
11) 日本耳科学会 日本小児耳鼻咽喉科学会 日本耳鼻咽喉科感染症・エアロゾル学会編：小児急性中耳炎診療ガイドライン 2013 年版. p54.
12) Kaji AH, Lewis RJ：Noninferiority trials: Is a new treatment almost as effective as another? JAMA. 2015 16;313(23):2371-2.
13) 東 浩紀（著）：弱いつながり. 幻冬舎，2014.
14) Meza JP, Passerman DS（著），岩田健太郎（訳）：ナラティブとエビデンスの間. メディカル・サイエンス・インターナショナル，2013.

3 急性咽頭炎と中耳炎の治療戦略
[acute pharyngitis/otitis media]

極論1　スコアリングシステムに使われる？

　細菌性急性咽頭炎 [bacterial acute pharyngitis] の治療薬は，ペニシリン系が第一選択肢である．以前（亀田総合病院勤務時代）はバイシリン®を出していたが，現在では入手の容易さからサワシリン®（アモキシシリン）を用いることが多い．もちろん，伝染性単核球症でないことを確認することが大事になる（アミノペニシリンによる皮疹を避けるため）．

　この意味でも微生物学的確定診断（迅速溶連菌検査か，咽頭培養）は必須だと思う．培養陽性イコール伝染性単核球症の否定とはいい切れないが，若い人のオッカムの剃刀*から，ある程度蓋然性は上がる（ただし，後述する問題は残る）．

　咽頭炎のときによく用いられる **Centor criteria/McIsaac score [A群β溶連菌による咽頭炎を推測するスコアリング]** がある（表1）[1]．これは年齢や咽頭所見，咳がないこと，発熱，前頸部リンパ節腫脹などを加味して臨床的な溶連菌感染「らしさ」を見積もるものだ．

---

*経験的に世の中はシンプルな論理の方が正しいことが多い，ということ．

表1 Centor Criteria /McIsaac score

① 体温 38 度以上	＋ 1
② 咳嗽がない	＋ 1
③ 前頸部リンパ節腫脹・圧痛	＋ 1
④ 扁桃の腫脹・浸出物	＋ 1
⑤ 年齢 15 歳未満	＋ 1
⑥ 年齢 45 歳以上	－ 1

2 点以上で迅速抗原検査を施行するべきと提唱される

　例えば，溶連菌感染は小さい子どもに多いが，1 歳未満には少ない．高齢者では稀である．「**高齢者で喉が痛い場合，抗菌薬を必要としない原因のことが多い**」と青木眞先生はおっしゃった．至言だと思う．Centor にも McIsaac にも，こうした溶連菌による咽頭炎の臨床的な特徴が上手に組み込まれている．

　2 章【極論 2】で述べたように，溶連菌による咽頭炎で CRP が 20 前後にまで上がることは珍しくない．それで相談されることもある．でも，基本的に経口抗菌薬でちゃんと治せる．CRP が 20 以上だと入院，という変なルールを病院でつくってはいけないのだ（すでに述べたとおり，逆に CRP20 未満でも入院が必要な感染症も多い）．

　こうした現場での細かい調整が必要になるので，Centor も McIsaac も厳密に暗記しなければならないというものではない（私は暗記してない）．要は患者の全体像がわかっていればよいので，こうしたスコアはそれを数値化し，デジタルに表現しただけの話である．

　データで検証してみても Centro も McIsaac もわりと使えるけど，むちゃくちゃ使えるわけではない．Centor が 0 点でも 7 ％に，McIsaac が 0 点でも 14 ％に A 群溶連菌（group A *Streptococcus*；GAS）感染がある．逆に両者が満点でも実際に GAS の咽頭炎があるのは半数程度だ[2]．

　やはり，検査は大事なのだ．咽頭炎に関する限り，病歴と身体診察だけでは診断には不十分である．もっとも，CRP は測らなくてもよい（前述のような混乱を招くだけだからだ）．

　細菌性咽頭炎の原因はほとんど GAS だと教わっていたが，最近の研究では 10 ～ 20 ％程度はフソバクテリウム・ネクロフォラム *Fusobacterium necrophorum* が原因であるという．血栓性内頸静脈炎，いわゆるレミエール症候群 Lemierre syndrome の原因として有名だ[3].

この論文は『Annals of Internal Medicine』に載っていて評判になったが, ファースト・オーサーはじつはあの Centor さんである. ちなみに, センター (Centor) の「ター」のところは, O を用いる (「真ん中」を意味する Center にしてはならない) ので要注意である. さて, Centor のこの研究は, どうやら 2010 年の症例報告がきっかけのように想像される[4]. 症例報告は大規模な研究の動機づけになる大切なものなのだ. 症例報告を決して軽々しく扱ってはならない.

問題はルーチンの咽頭培養では嫌気性菌の *F. necrophorum* を検出できないことである. 日本の状況を検討するためには, 特別な配慮をもって研究しなければならないし, 今後のプラクティスも (培養方法を含めて) いろいろ考えるべきか.

ちなみに, *Fusobaceterium* はたいていペニシリンに感受性があるから, 治療の仕方は変わらない. 要するに, Centor とか McIsaac でコテコテの**細菌性咽頭炎で, かつ咽頭培養が陰性のときは, この *Fuso* による細菌性咽頭炎を考慮せねばならないってことだ**. 臨床診断で事前確率が高く, 検査が陰性の場合のシナリオ, と一般化すれば, どうすればよいかがわかり, 簡単なはずだ.

また, この研究ではマイコプラズマ・ニューモニエ *Mycoplasma pneumoniae* も急性咽頭炎の原因として指摘されている. それは 1% 程度の比較的稀な原因であるが, そういうものもある, というわけだ. C 群や G 群溶連菌も咽頭炎を起こす. 近年, 両者 (C 群と G 群溶連菌) の感染症は増えているような気がする.

もう 1 つ, A 群溶連菌も, *Fusobacterium* も口腔内, 咽頭の定着菌として無症状の患者でも検出されることが, この研究から明らかになった (GAS については前からそうだとわかってたけど).

したがって, (**本当は**) ウイルス性急性咽頭炎で, かつ GAS や *Fuso* がコロニーで見つかるだけ, というシナリオの存在も考えなければならない.

ここまでくると, 「わけわからん」状態だが, 「曖昧さに耐えることが成熟の証である」とフロイト先生もおっしゃっているのだから, われわれも臨床上の曖昧さに, じわじわ, わじわじ耐えるべきなのだ. 同様に「溶連菌の存在証明」が「伝染性単核球症の非存在証明」にはならないため, サワシリンを使うリスクは (わずかながら) 感受せねばならない. 難しい.

極論2　咽頭炎はペニシリンをとことん使い倒す

　さて，米国感染症学会（IDSA）のガイドラインでは，GAS の咽頭炎はペニシリンかアモキシシリンで治療するよう推奨している[5]．米国にはバイオアベイラビリティのよいペニシリン V があるから，ペニシリンでも OK なのだ．日本のバイシリン（ペニシリン G）は吸収が悪いので，サワシリン（アモキシシリン）には PK 的に劣る．

　ペニシリンアレルギーがある場合は，第一世代のセフェム，すなわちケフレックス® などかクリンダマイシンなどが推奨される．マクロライドも選択肢に挙がっているが，日本の GAS は耐性菌が多いので，この米国のガイドラインはアプライできまい．JANIS（厚生労働省院内感染対策サーベイランス）の 2013 年のデータでは，およそ 44％の GAS はエリスロマイシン耐性である[6]．

　IDSA は第三世代セフェム（セフジニル，セフポドキシム プロキセチル）が咽頭炎に効いたというスタディーも引用するが，研究の方法論的な問題と，「広域にすぎる」という根拠からこうしたセフェムを推奨できない，としている[7][8]．こうした第三世代セフェムは 10 日治療のペニシリンと違い，5 日間という短期間の治療ができるのが「売り」だ．私の娘も溶連菌感染をやったが，サワシリンを 10 日間，1 日 3 回，抗菌薬を子どもに飲ませるのは大変だった．大人でも嫌だが，子どもも薬は飲みたがらない．なだめたり，すかしたり．ちなみに，最初は主治医にメ○アクトを処方されそうになったのだが，感染症屋の家人がやんわりと断ってサワシリンにしてもらったのだ．

　それにしても，サワシリンを 1 服飲ませただけで，さっと熱が下がったのには驚いた．最近ではいわなくなったが，「抗菌薬のキレ」とはこういうことかと思った．重症連鎖球菌感染症に初めてペニシリンを使った米国の医者の気持ちがわかったような気がした[9]．

日本感染症学会, 日本化学療法学会（JAID/JSC）の『JAID/JSC 感染症治療ガイドライン—呼吸器感染症—』では, 細菌性急性咽頭炎治療の第一選択肢はアモキシシリンであった. これが最新版の 2014 年版では小児と成人に分割され, 成人では第一選択肢（非重症）として, アモキシシリンに加え, フロモックス®（セフカペン ピボキシル）, メイアクト®（セフジトレン ピボキシル）, トミロン®（セフテラム ピボキシル）, アジスロマイシン, そしてクラリスロマイシンとなっている. 小児でも同様でアモキシシリン以外の選択肢が加わっている. これはいくらなんでも節操がなさすぎる. ほぼ 100％, ペニシリンに感受性がある A 群溶連菌の特性を全く活かせていない.

加えて, 成人の場合のみアモキシシリンの治療期間は 6 日間とされている. 服薬コンプライアンスが低下するからだそうだが, この「6 日間」を正当化できるデータを私は知らない. 1 つだけ「これか」というデータはあるが, これはアモキシシリン 10 日間との直接比較ではなく, クラリスロマイシンとの比較である. また「除菌率」がアウトカムであり（87％）, 臨床試験としては質が高いものとはいえない[10]. これだけの根拠で「6 日間」といいきってしまう（そして 10 日の治療を否定してしまう）のは乱暴だ. せめて「このような小規模な試験があるので, 6 日間というオプションもあるかも」くらいの言及にすべきだ.

というか, そもそもこの論文が小児を対象とした研究なので, 大人にはアプライしてよいのか, という問題もある. …というか, 本ガイドラインの小児のパートでは, アモキシシリンの治療期間は 10 日間と記載されているのである. これでは, 何がなんだかさっぱりわからない.

最近ではいわなくなった「抗菌薬のキレ」

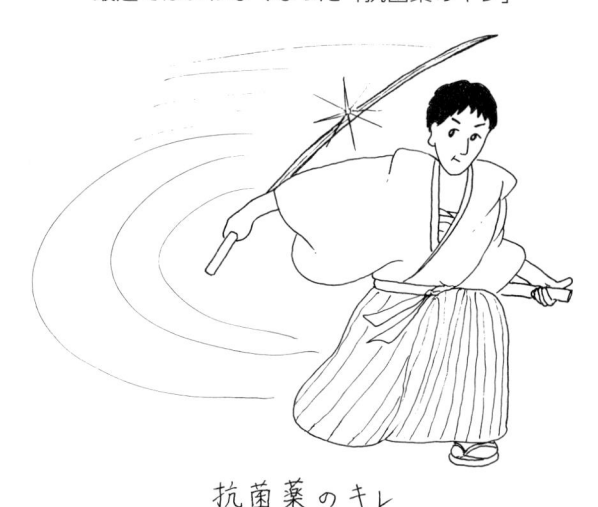

抗菌薬のキレ

咽頭炎に引き続き，中耳炎の治療戦略に入っていこう．これは基本的に重症度による．

中耳炎の治療戦略

- 軽症であれば，抗菌薬なしで対症療法
- 中等症であれば，サワシリン（アモキシシリン）高用量か，オーグメンチン®とサワシリンの併用（いわゆるオグサワ），小児であればクラバモックス®. いずれもアモキシシリン・クラブラン酸
- 上記で難治例であれば，あるいは初診時重症ならば耳鼻科紹介．鼓膜切開などに加え，点滴抗菌薬などを考慮

が，私のアプローチだ．

いわゆる「オグサワ」は，日本の「オーグメンチン」が海外のものと比べてクラブラン酸配合量が多く，そのため総投与量が少なくなってしまう問題を克服するために考えだされた．かといって「オーグメンチン」そのものを増量してしまうとクラブラン酸が多すぎて下痢してしまう．だから「オグサワ」といってサワシリンをオーグメンチンに足すことで，抗菌薬の足りなさとクラブラン酸の副作用を相殺する．創始者が誰かは，知らない．

いずれにしても，成人であれば

サワシリン（250 mg）2 カプセル
＋オーグメンチン1錠
を1日2回

のように用いる．治療期間は大人で7日程度，小児では 10 〜 14 日程度である．

さて，日本では耳鼻科関係の複数学会による急性中耳炎の診療ガイドラインが存在し，ネット上で，無料で読むことができる．これは必読だと思う[11]．

　ただし，本ガイドラインは，鼓膜所見，鼓膜切開ができる耳鼻咽喉科医を利用者として設定している．すなわち，鼓膜切開をしないような小児科医，家庭医，その他のプライマリ・ケア医を主要な読者として想定していない．よって，プライマリ・ケア系の医師が見るよりも，より重症患者が想定されていると見るべきかもしれない．
　端的にいって，救急外来を訪れる胸痛患者と一般外来を訪れる胸痛患者は同じではない．前者のほうが重症患者の可能性が高く，急性心筋梗塞を始め，致死的な疾患を想定しなくてはならないことが多い[12]．セッティングが異なれば，患者も異なるのだ．中耳炎も同様であると私は考える．
　私が中耳炎の診断治療について話をすると，耳鼻科の先生の中には，「先生は全然わかっていない．本当に中耳炎を診療しているのか」と凄まれることがある．その先生いわく，例えば，中耳炎に抗菌薬を使わないなど，「あり得ない」というのだ．
　その医師が見ているような形での中耳炎を私は見ていない．ただし，その「ずれ」の存在そのものには自覚的であるつもりだ．なんでもそうだが，「私目線」がいつでも通用するとは限らない．私が見ているのとは異なる世界は，世界のあちこちにある．それがいけないのではない．しかし，その「別の世界の存在」にあまりに無自覚なのはよくない．
　要するに，ひと口に中耳炎といっても「広がり」のあるものだ．データが示すように（そしてこのガイドライン自身がそうしたデータを引用しているように）抗菌薬なしで治せる中耳炎があるのは間違いない．軽症であれば，大多数がそうであるのも間違いない．たとえ耳鼻科のセッティングであっても，軽症例の中耳炎で抗菌薬を使わない，という選択肢はある．「抗菌薬を使う」とデフォルトで決めているから，「抗菌薬を使わないで治癒した患者」を見る機会を失っているだけだ．だから，「個人の経験」だけに頼るのは危ういのである．
　逆もまた真である．広域抗菌薬を使わないと治せない中耳炎があるのもまた事実だ．こちらも「個人の経験」だけに頼るのは問題で，「俺はいつもサワシリンで治しているよ」と軽く考えていると，難治例，再発例に悩む患者を捨象してしまう結果になる．中耳炎に広域抗菌薬を用いること「そのもの」を全否定してはならないのだ．こうやって自分のセッティング目線で持論を展開していると，いつまでたっても話はかみ合わない．

さて，こうした論理の中で，まず中耳炎難治例におけるカルバペネム系等の広域スペクトラムの抗菌薬使用について考えていこう．具体的な注意事項としては，以下が存在する．

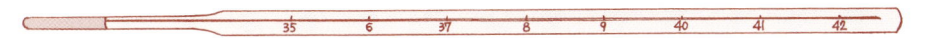

中耳炎難治例における抗菌薬使用の考え方

①　経口カルバペネム（オラペネム®）のような極端な広域抗菌薬を外来で用いるのは，最後の最後の手段であり，**こういう処方が日常的になっているのは，いかにハイエンドな耳鼻科医といっても許容できるものではない**．世界の多くの国に多種多様な薬剤耐性菌があっても，そうした国の多くに経口カルバペネムは存在しない．そのことが，この薬のニーズが少ない（ゼロとはいえない．医学・医療の世界において，「可能性ゼロ」な事象はほぼゼロだからだ．それが一種の形容矛盾であっても，だ）．

　前述のガイドラインでも広域抗菌薬のオゼックス®（トスフロキサシン）やオラペネム（テビペネム ピボキシル）が治療選択肢に入っている．しかし，「他の経口抗菌薬による治療効果が期待できない症例に対して使用するべきである」と言及しており，抗菌薬適正使用への配慮が充分に感じられる．耳鼻科のセッティングであってもこうした抗菌薬は**ルーチンには推奨されない**．

②　オラペネムはバイオアベイラビリティがよくない（ゆえにピボキシル基がついている，2章【極論 1】）．重症例にはむしろ使いたくない．入院か，外来でのセフトリアキソン 1 日 1 回のほうが理にかなっていると私は考える．また，オゼックスについては日本人を対象とした研究で，レボフロキサシンよりも副作用発生率が高かった，という報告がなされている [13]．歴史的な実績からも，オゼックスよりもクラビット®（錠剤もしくは細粒）を用いたほうが理にかなっていると私は思う．日本でも中耳炎に適応はある [14]．

③　オゼックスは小児には安全である，という意見もあり，この辺は断言でき
ない領域ではある．もっとも，日本の小児を対象とした臨床試験では有害事
象報告が 59.3％，副作用と判定されているのは全体の 19.8％で，必ずしも「安
全な薬」と呼んでよいとは思わない [15]．ちなみに小児肺炎を対象とした臨床
試験では有害事象が 71.4％，副作用は全体の 44.4％であった [16]．案外，キ
ノロン系抗菌薬は副作用が多い．この点はよく臨床現場から捨象されている．

　いずれにしても（この点はガイドラインでも異論はないが），**オゼックスもルー
チンで用いるべき抗菌薬ではなく，難治例，耐性菌検出時，再発例などに限定す
べきだ．外来で経口薬を用いるのなら，バイオアベイラビリティの悪いオラペネ
ムよりも経口キノロンのほうが妥当性は高いだろう．**

　このガイドラインの作成委員は，ほぼ全員耳鼻科医である．職名から拝察する
限り，感染症のプロはいない．もっとも，日本はとても奇妙な国で耳鼻科医でも
感染症学会専門医になれるから，感染症のプロがいないとは限らない*．

　敢えて重箱の隅をつつくと，このガイドラインはペニシリン耐性肺炎球菌の定
義を 2008 年の CLSI（clinical and laboratory standards institute, 臨床・検査標準
協会），改定以前のものを用いている．すでに髄膜炎以外のペニシリン耐性のブ
レイクポイントは旧来のものよりずっと高い．中耳炎で遭遇する肺炎球菌のほと
んどは（2008 年以降の基準なら）「ペニシリン感受性」である．感染症のプロな
らば絶対にやらないことである．

　とはいえ，本ガイドラインでは「抗菌薬なし」のオプションも明示し，治療薬
にアモキシシリン，アモキシシリン・クラブラン酸といったオーセンティックな
選択肢を残している．日本にある感染症診療ガイドラインの中では（作成プロセ
スなども含め）比較的，質の高いガイドラインだと私は思う．

　一点だけ，「推奨度 A」となっているメイアクト（セフジトレン ピボキシル）
には私は首肯しない．たとえ *in vitro* では活性が高くても消化管からの吸収が悪
く，PK 的に不利なメイアクトを用いる根拠は乏しいからだ．第三世代セフェム（た

---

*こういう不可思議なことは諸外国では起きない．耳鼻科医が腫瘍内科医，オンコロジストになれないのと同じだ．
耳鼻科医だからいけないとかいう意味ではない．逆もまた真なりで，内科医が同時に耳鼻科医になるのが不可解，不
自然なのと同じである．不可能ではないにしても．

だし注射薬）が小児に致死的な髄膜炎や急性喉頭蓋炎の治療薬として温存が必要な点でも戦略性を欠く（同様の理由で咽頭炎への使用も，私は勧めない）.

　たしかにメイアクトも高用量用いれば，臨床効果は期待できる．テビペネムとの比較試験もある（2 章【極論 4】参照）．しかし，アモキシシリンなど狭域抗菌薬を使えるセッティングで「わざわざ」選ぶ薬ではない．高用量で用いよ，というガイドライン上の記載もない．ただし，メイアクト以外の経口セフェムが推奨されていないのは，やはり本ガイドラインについて高く評価できる点である．

　ちなみに IDSA の『急性中耳炎診療ガイドライン』（2012 年）では第一選択薬はアモキシシリン・クラブラン酸である[17]．なぜ，アモキシシリンではないか．アモキシシリン単剤よりもカバーする菌が多い，というのが根拠だ．

　さらに，同ガイドラインでは第二世代，第三世代の経口セフェムはエンピリックな単剤治療薬としては「推奨しない」と明記されている．ペニシリンアレルギーがある場合はドキシサイクリンかレスピラトリー・キノロン（レボフロキサシンか，モキシフロキサシン）が推奨されている．日米の抗菌薬ラインナップの違いや BLNAR（β-lactamase negative ampicillin resistance，βラクタマーゼをつくらない耐性インフルエンザ菌）の頻度の差，肺炎球菌に対する感受性の違いもあるが，それを考慮してもセフェムが好ましい抗菌薬ではないとされている点には留意しておく必要がある．急性咽頭炎のときと考え方は同じである．

　なお，2012 年の IDSA ガイドラインが出たあとも，米国家庭医学会誌のレビューで推奨された第一選択肢は高用量アモキシシリンであった[18]．クラブラン酸すら余計，というわけだ．

　【極論 3】でも述べたとおり，立場やセッティングが変われば，対象患者の重症度やそのほかの属性も変わる．**感染症のプロは「耳鼻科目線ではどうか」「プライマリ・ケアの目線ではどうか」と絶えずいろいろな目線でシミュレートし，それらの視線すべてを俯瞰する「鳥の目」をもたねばならない．正しさの基準も「どの目線で見るか」によっていろいろ変わる．**

　まあ，肺炎球菌とインフルエンザ菌のワクチンの普及により，急性中耳炎そのものが稀な感染症になってくれれば，前述の長々とした議論そのものが消滅する．それが最も望ましい筋道なのは，いうまでもない．

1 急性咽頭炎は抗菌薬なしか，使うならアモキシシリン．その判断はじつにややこしい
2 急性中耳炎も咽頭炎と同じ
3 中耳炎にオラペネムのような広域（かつ薬理学的に不利な）抗菌薬を使うのは妥当性が低い

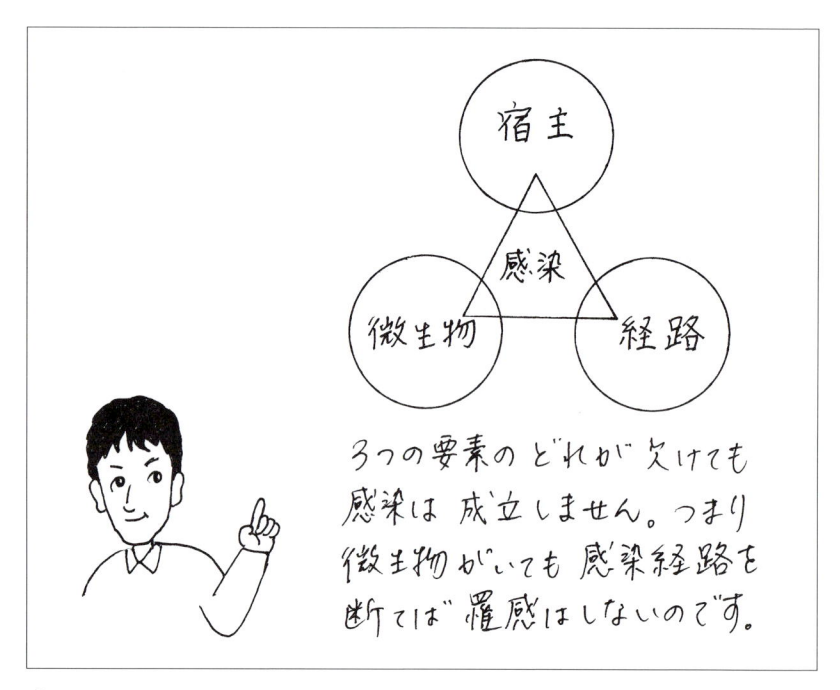

宿主

感染

微生物　経路

3つの要素のどれが欠けても感染は成立しません。つまり微生物がいても感染経路を断てば罹感はしないのです。

「感染」という現象を考えるとき，この"感染の大原則"を常に思い起こそう

●文献

1) Centor RM et al. The diagnosis of strep throat in adults in the emergency room. Med Decis Making. 1981;1(3):239-46.; McIsaac WJ et al. A clinical score to reduce unnecessary antibiotic use in patients with sore throat. CMAJ. 1998 Jan 13;158(1):75-83.

2) Fine AM et al：Large-scale validation of the Centor and McIsaac scores to predict group A streptococcal pharyngitis. Arch Intern Med. 2012 Jun 11;172(11):847-52.

3) Centor RM et al：The clinical presentation of Fusobacterium-positive and streptococcal-positive pharyngitis in a university health clinic: a cross-sectional study. Ann Intern Med. 2015 Feb 17;162(4):241-7.

4) Centor RM et al：Fusobacterium necrophorum bacteremic tonsillitis: 2 Cases and a review of the literature. Anaerobe. 2010 Dec;16(6):626-8.

5) Shulman ST et al：Clinical Practice Guideline for the Diagnosis and Management of Group A Streptococcal Pharyngitis: 2012 Update by the Infectious Diseases Society of America. Clin Infect Dis. 2012 Nov 15;55(10):e86-102.

6) http://www.nih-janis.jp/report/open_report/2013/3/1/ken_Open_Report_201300.pdf（閲覧日 2015 年 6 月 25 日）.

7) Tack KJ et al：A study of 5-day cefdinir treatment for streptococcal pharyngitis in children. Cefdinir Pediatric Pharyngitis Study Group. Arch Pediatr Adolesc Med. 1997 Jan;151(1):45-9.

8) Pichichero ME et al：Effective short-course treatment of acute group A beta-hemolytic streptococcal tonsillopharyngitis. Ten days of penicillin V vs 5 days or 10 days of cefpodoxime therapy in children. Arch Pediatr Adolesc Med. 1994 Oct;148(10):1053-60.

9) Grossman CM：The first use of penicillin in the United States. Ann Intern Med. 2008 Jul 15;149(2):135-6.

10) 山本祐子ら：小児科診療 1999:52:125-128.

11) 日本耳科学会，日本小児耳鼻咽喉科学会，日本耳鼻咽喉科感染症・エアロゾル学会編：小児急性中耳炎診療ガイドライン 2013 年版（http://www.jsiao.umin.jp/pdf/caom-guide.pdf）.

12) Cayley WE at al: Diagnosing the Cause of Chest Pain. Am Fam Physician. 2005 Nov 15;72(10):2012-2021(http://www.aafp.org/afp/2005/1115/p2012.html).

13) Ball P et al:Comparative tolerability of the newer fluoroquinolone antibacterials. Drug Saf. 1999 Nov;21(5):407-21.

14)「クラビット添付文書　2013 年 11 月改定（第 10 版）」（https://www.medicallibrary-dsc.info/di/cravit_fine_granules_10per/pdf/pi_cv2_1311.pdf）.

15) 鈴木賢二ら:Tosufloxacin 細粒 10％の小児急性化膿性中耳炎を対象とした非盲検非対照臨床試験．日化療会誌．58(S-2):50-68,2010.

16) 岩田敏ら：Tosufloxacin 細粒 10％の小児細菌性肺炎を対象とした非盲検非対照臨床試験．日化療会誌．58(S-2):32-49,2010.

17) https://www.idsociety.org/uploadedFiles/IDSA/Guidelines-Patient_Care/PDF_Library/IDSA%20Clinical%20Practice%20Guideline%20for%20Acute%20Bacterial%20Rhinosinusitis%20in%20Children%20and%20Adults.pdf.

18) Harmes HM at al:Otitis Media: Diagnosis and Treatment. Am Fam Physician. 2013 Oct 1;88(7):435-440.(http://www.aafp.org/afp/2013/1001/p435.html).

4 肺炎の治療戦略
[pneumonia]

極論 1　Gram Stain Rules

　肺炎の原因で一番多いのは，市中ではマイコプラズマ *Mycoplasuma*，次いで肺炎球菌 *Streptococcus pneumoniae* である．ほかにクラミドフィラ・ニューモニエ *Chlamoydphila pneumoniae* も意外に多く，1割弱を占める[1]．もっとも，今後の肺炎球菌やインフルエンザ菌 *Haemophilus influenzae* のワクチン普及で，この分布は変動していく可能性もある．

　いずれにせよ，**肺炎の起炎菌同定にグラム染色 [Gram's stain] や喀痰培養 [sputum culture]** を欠かすことはできない．良質な喀痰を用いれば，呼吸器感染症の診断に寄与できる，という研究データは昔から存在する[2]．

　こうしたグラム染色が有用か否かの検討は最近でも行われているが，ここ数年の米国の臨床試験のそれは「いかにグラム染色が役に立たないかをアピールして，こんな検査はやめてやれ」的な悪意を感じることも多い．ここで例えば，心電図の有用性を検討することを考えてみよう．リスクの低い患者で心電図をとれば，心電図の有用性自体は目減りしていく．当たり前だ．同じようにグラム染色が**有用でないような患者にグラム染色をやっていれば，その有用性は目減りしていく**．どの検査でもそうだが，「その患者に，この検査は妥当で必要か」という吟味か

らはじめなければ，検査の真の有用性はわからない．

　グラム染色は肺炎の治療にも応用できる．すでに述べたように（2章【極論4】参照），市中肺炎は2剤カバーと決める必要はなく，1剤でもアウトカムに変わりはない[3]．よって，グラム染色で原因菌と思しき菌が確認でき，それが典型的なものなら，βラクタム単剤で治療すればよい．

　肺炎球菌ならペニシリンGである．これは2008年のCLSIのブレイクポイント改定で，ほとんどの肺炎球菌はペニシリン感受性があるとわかったためである．ただし，地域差もあるので自分の診療圏におけるアンチバイオグラムは一応確認しておいたほうがよい．

　モラキセラ *Moraxella* やインフルエンザ菌がグラム染色で見えたなら，一番推奨されるのは第三世代セフェム．もちろん，経口薬ではない．セフトリアキソンのような点滴薬がお勧めだ．入院が不可能な場合は通院しながら，外来で1日1回のセフトリアキソンで行く方法，オグサワ（オーグメンチン®，サワシリン®の併用）で行く方法，入院適応がある中等症・重症で，かつ入院がどうしても不可能な場合はレボフロキサシン（クラビット®）のようなレスピラトリー・キノロン（respiratory quinolone）を用いてもよいだろう．

極論2　痰が出なければ，頭を使え

　このように肺炎のカギとなるグラム染色であるが，痰がうまく取れない場合は医師のほうでうまくアセスメントを行う必要がある．ここでは若年者と高齢者のケースに分けて考えてみよう．

① 　**若年，既往歴やリスクのない患者であれば，肺炎球菌やインフルエンザ菌が原因の可能性は低い．**むしろ，マイコプラズマなどのいわゆる異型肺炎の可能性が高い．

日本ではマクロライド耐性マイコプラズマは多いため，この場合はドキシサイクリンのようなテトラサイクリン系を用いたい．キノロンは決して間違いではないが，さほどスマートな方法でもない．ミノサイクリンは，黄色ブドウ球菌 *Staphylococcus aureus*，特に市中獲得型の MRSA（methicillin-resistant *Staphylococcus aureus*，メチシリン耐性黄色ブドウ球菌）に効果がある．多剤耐性菌のステノトロホモナス・マルトフィリア *Stenotrophomonas maltophilia* にも感受性がある（ことが多い）[4]．こういう感染症治療のためにミノサイクリンはスペアする．点滴薬があるのもミノの強みだ．だから「そうでないとき」はあえて，ドキシサイクリンを選ぶべきだと私は考えている．

❷　高齢者やその他リスクのある患者では「痰が出ない」のではなく「出せない」というシナリオが考えられる．先に述べたように，日本の肺炎球菌の大多数はマクロライド耐性なので，こうした単剤治療は期待できない．そうすると，基本的には入院させ，

セフトリアキソン＋アジスロマイシン

のように治療する．アジスロマイシンは点滴治療が望ましいが，その場合は水負荷が多くなる．

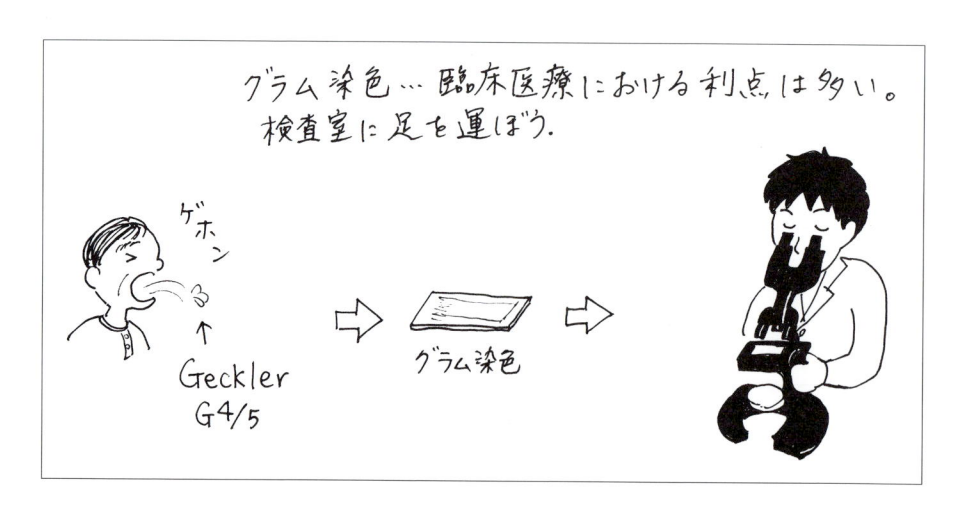

こうした患者はしばしば結核リスクが高いのでニューキノロンはよほど特殊な事情がない限り避けておいたほうがよい．このように各患者の特徴を踏まえて，理にかなった治療薬を選択する．決して「感受性がある」といった単純な理由だけで抗菌薬を選んではならない．

　あと重要なことであるが，**カルバペネムは市中肺炎には原則，選ばない**．理由は簡単だ．必然性がないからである．2013年のJANIS（厚生労働省院内感染対策サーベイランス）のデータでは，およそ5%の肺炎球菌はメロペネム耐性だ[5]．つまり，「カルバペネムまで使う必要がない」だけでなく，「カルバペネムでは治せない危険がある」のだ[6]．

極論3　グラム染色は世界のトレンド？

　私が感染症診療の話をすると，しばしば「目からウロコ」とか「奇抜な発想」と評されることがある．特に大学病院で話をすると，このような反応が多い．しかし，私の述べている内容は海外ではそれほど奇矯な内容とはとられない．米国でもヨーロッパでも，「普通の診療」と思われているものがほとんどである．ただ「思われている」のであって，必ず実行されているわけではない．私は「欧米であってもこうあるべきだ」と現状の欧米（あるいはその他の国）のもっていない理念を示そうとしているだけなのである．

　その好例が，グラム染色だ．
　先日，ニューヨーク市の病院（私が感染症の修行をした病院）で，診療現場におけるグラム染色の重要性について述べた．向こうの専門家たちは「そのとおりだ，アメリカでもグラム染色をちゃんとすべきなのだ」と賛同してくれた．もちろん，その論拠にあるのは，例えば，良質な喀痰を用いれば，呼吸器感染症の診断に寄与する，という前述の研究データである[2]．私も神戸大学病院における院内肺炎の診断に（喀痰の質がよければ）グラム染色は使える，という小規模な研究を発表している[7]．最近はグラム染色の写真をスマホで撮って臨床情報を迅速

に共有する，なんてモダンな試みもされている[8]．古い技術を最新のテクノロジーで活用するなんて，楽しいではないか．

　もともとグラム染色は米国の感染症診療で多用されていたものであったが，効率化や金銭的な理由で廃れてしまった．現在の米国で，自分でグラム染色を行ったり，検鏡している医者はほぼ皆無だろう．

コラム1　オラペネム®とオゼックス®が小児肺炎の入院を減らしたのか？

　昨今テビペネム ピボキシル（経口カルバペネム系抗菌薬，オラペネム®）やトスフロキサシン（ニューキノロン系抗菌薬，オゼックス®）などの広域抗菌薬の導入が小児肺炎の「入院率の減少に寄与している」と主張されることがある[9]．が，それはどうだろうか？

① この2剤が導入されたのは2010年前後だが，ちょうどその前年の2009年にH1N1インフルエンザウイルスによるパンデミックが起きている．近年の研究では小児の市中肺炎の原因にウイルスの寄与するところが大きいことが示唆されており，[10]日本では小児を中心にこのウイルス感染症の罹患が多く，翌年も同じA/H1N1pdm09亜型は流行している[11]．過去のH1N1感染による免疫獲得が小児呼吸器感染症の発症や重症度に影響した可能性は高い．

② 加えて同年以降は，インフルエンザワクチン接種率も高まっている[12]．このことにも現れているが，当時非常に耳目を集めた本感染症以降，日本の保護者の間で小児呼吸器感染症に対する認識は高まった可能性は高い．その結果，呼吸器感染症の早期受診・早期治療が予後に影響した可能性もある．抗インフルエンザ薬の多様化，普及の影響も無視できない．

③ さらに，肺炎球菌ワクチン（PCV7）やインフルエンザ菌b型ワクチン（Hib）の接種が定期化されたのは2013年だが，PCV7が発売されたのは2010年，Hibが発売されたのは2008年のことである．こうしたワクチン普及の影響のほうが抗菌薬導入よりもはるかに貢献が大きかったのではないか？

　抗菌薬の適正使用と耐性菌対策は現在の，そして将来の小児感染症に対峙するうえで極めて重要である．私は一律に広域抗菌薬による肺炎治療効果を全否定するものではないが，その効果を論ずるにはさらなる臨床医的検討が必要であろう．

逆に，日本の感染症界では青木眞先生や藤本卓司先生のご尽力のおかげでグラム染色というプラクティスが徐々に定着しつつある．沖縄県立中部病院などでは，これが日常的に行われている．これは“一種のガラパゴス化”だと私は思う．かつて大陸でも行われていたプラクティスが，小さな島でほそぼそと生き延びている，という意味でである[13]．

　肺炎の診断そして治療方針のカギとなることからグラム染色に大きな紙面を割いてきたが，グラム染色は安価だし，迅速性はあるし，臨床医療上の利点は多い．なによりも，グラム染色のインタープリテーション（解釈）は楽しい．回診でもグラム染色の検鏡をみんなでやっているときは，わっと盛り上がる．心電図や胸部レントゲン写真の読影にも，同様の魅力があるのではないか．そういう質的な魅力も大事だと私は思う．

肺炎の治療戦略で押えなくてはいけないポイント

1　肺炎も原因菌検索が大事．培養とグラム染色を活用する
2　カルバペネムは原則，市中肺炎に選ばない

●文献
1) Miyashita N et al：Community-acquired pneumonia in Japan: a prospective ambulatory and hospitalized patient study. Journal of Medical Microbiology. Vol. 54, Issue 4(http://jmm.microbiologyresearch.org).
2) Rosón B et al.：Prospective Study of the Usefulness of Sputum Gram Stain in the Initial Approach to Community-Acquired Pneumonia Requiring Hospitalization. Clin Infect Dis. 2000 Oct 1;31(4):869-74.
3) Postma DF et al: Antibiotic Treatment Strategies for Community-Acquired Pneumonia in Adults. N Eng J Med.2015;372(14):1312-23.
4) Looney WJ, Narita M, Mühlemann K. Stenotrophomonas maltophilia: Stenotrophomonas maltophilia: an emerging opportunist human pathogen. Lancet Infect Dis. 2009 May;9(5):312-23.
5) http://www.nih-janis.jp/report/open_report/2013/3/1/ken_Open_Report_201300.pdf.
6) Doi A et al.：Community-acquired pneumonia caused by carbapenem-resistant *Streptococcus pneumoniae:* re-examining its prevention and treatment. Int J Gen Med.

2014;7:253-257.

7) Iwata K et al: Hospital-acquired pneumonia in Japan may have a better mortality profile than HAP in the United States: a retrospective study. J Infect Chemother. 2012 Oct;18(5):734-40.

8) Tice AD: Gram Stains and Smartphones. Clin Infect Dis. 2011 Jan 15;52(2):278-9.

9) 尾内一信，砂川慶介：小児肺炎の外来治療における新規経口抗菌薬の影響．Jpn. J. Antibiotics 67:157-166, 2014.

10) JAIN S, WILLIAMS DJ, ARNOLD SR, et al：Community-Acquired Pneumonia Requiring Hospitalization among U.S. Children. New England Journal of Medicine. 372:835-45, 2015.

11) http://www0.nih.go.jp/niid/idsc/iasr/Byogentai/Pdf/data2j.pdf.

12) インフルエンザ診療 Next. 日経メディカル. 2012.

13) Iwata K：Gram Staining by Physicians: An Invaluable Practice Still Seen in East Asia. Clin Infect Dis. 2004 Dec 1;39(11):1742-3.

5 カテ感染の治療戦略
[catheter-related blood stream infection; CRBSI]

極論1	"抜けば治る" と誰がいったのか？
極論2	院内感染は「あってはならない」
極論3	カテ感染はカテの感染ではない

極論1 "抜けば治る" と誰がいったのか？

　ある診療ガイドラインを読んでいたら，カテ感染（CRBSI）の「定義」を

基本は"カテーテル留置期間中に発熱，白血球増多，CRP 上昇などの感染徴候があって，カテーテルを抜去することによって解熱，その他の臨床所見の改善をみたもの"である．

としていた．なんと奇矯な，と驚いていたら，某感染系の教科書にも同じことが書いてあった．2 度驚く．これは「定義」（definition）という言葉の意味を間違えているから起こる記載である．上記のそれは「定義」ではない．単に観察される現象を定義と勘違いしている．「体重が減って，貧血が起きて，アルブミンが低下する疾患が，がんの定義です」といっているに等しい．

　血流感染なのだから，**1** 血液に微生物がおり，**2** それが感染徴候を起こしていること，**3** その微生物がカテーテルを介して血流に入り込んでいること．これが **catheter-related blood stream infection [CRBSI，カテ感染（カテーテル関連血流感染）]** の「定義」である．例えば，米国感染症学会（IDSA）の定義では

以下のようである[1]. 米国の定義が世界各国共通の定義とはいえないかもしれないが, 的を射た記述だとは思わないか. 少なくとも前掲の「定義」よりずっとましであることは, 一目瞭然だ.

■ CRBSI 定義（著者訳）

患者に細菌血症あるいは真菌血症が起きており, かつ血管内デバイスが留置されている. 1つ以上の血液培養が陽性であり, それは末梢静脈から採血されたものである. 臨床的には感染徴候があり, それは例えば, 発熱, 悪寒, ときに血圧低下などである. さらに, 血流感染を起こす原因が, カテーテル以外には見当たらない. そして, 以下のいずれかを満たす.

- 半定量（>15cfu/ カテ断端）あるいは定量（>10^2 cfu/ カテ断端）のカテ培養が陽性で, 同じ菌がカテ断端と末梢血液培養の両方から単離されている.
- 同時に取った半定量培養で, カテーテルと末梢血では>3：1 cfu/ml 以上である.
- 培養陽性になるまでの時間が, カテからの採取と末梢から同量採取した血液で2時間以上の時間差がある.

注意すべきは, この定義は感染管理サーベイランス活動における中心ライン関連血流感染の定義とは異なる, ということだ. サーベイランスは施設間比較が容易にできるために, 臨床的な診断精度をいくぶん捨象してサーベイランスそのものの目的に合致した形で行う. 臨床医の診断能力の違いが施設間の感染発症数の違いに反映されてはならないのだ.

他方, 臨床現場では疾患見落としは許容できないし, グレーゾーンも「黒」と必要上見なすことがある. 臨床徴候がはっきりしない感染性疾患は珍しくない. カテ感染も同様だ. 炎症反応がはっきりしないカテ感染もあれば, カテ抜去で改善しないカテ感染も当然ある. 特に, 合併症をともなう感染症ではカテ抜去では治癒しない. 骨髄炎, 化膿性関節炎, 心内膜炎, 腸腰筋膿瘍に波及したカテ感染が, その一例である. **カテ抜去は多くのカテ感染治療に必須であるが, 十分条件ではない.**

　ところで，「アメリカの感染対策はうまくいっていない（だから日本の感染対策はこれでいいのだ）」という夜郎自大な言説をよく耳にする．しかし，これは現在必ずしも事実ではない．

　たしかに，米国は耐性菌大国だったし，院内感染も多かった．私がニューヨーク市で研修医だった頃，米国では MRSA（メチシリン耐性黄色ブドウ球菌）が蔓延しすぎて接触感染予防の対象にすらなっていなかった．VRE（バンコマイシン耐性腸球菌）も蔓延しており，やはり隔離の対象にはなっていなかった．

　1998 年に渡米したときは市中肺炎の第一選択薬はセフロキシム（第二世代セフェム）であり，セフトリアキソンを使うためには感染症フェローの認可が必要であった．しかし，その後 5 年間で，耐性菌はどんどん増加し，使用する抗菌薬もどんどん広域になっていった．こうした耐性菌の増加とともにセフロキシムは使えなくなってきて，なし崩しにセフトリアキソンも多用されるようになった．

　ちょうどその頃のデータであるが，米国医学研究所（institute of medicine；IOM）は，毎年 10 万人近くの患者が院内の医療過誤で亡くなっていると 1999 年に報告している[2]．

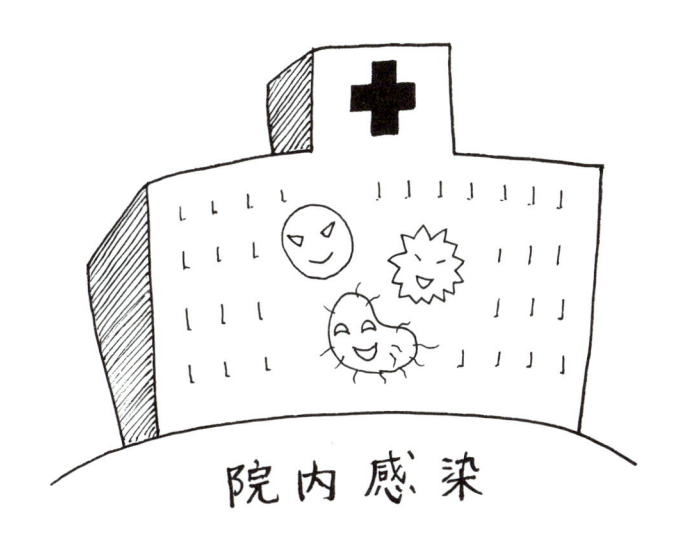

一般市民は，病院は病気を治す場所だと思っている．しかし，現実はそうではない．多くの患者は病院で新たな合併症になり，そして亡くなっているのだ．米国社会はこの事実を知って驚愕したのである．ただ，院内感染症は必ずしも「医療過誤」ではない．そのためわれわれ医療者は，院内感染を不可避な必要悪と考えがちだ．しかたないよ．医療をやっている限り，感染症は回避できないよ，と諦め顔になりがちだ．

　こういうときに，米国人は（よくも悪くも）妥協を許容しない．認めがたいことは認めない．院内感染は「仕方がない副産物」ではなく「許容されない」存在に転じたのである．これを象徴する出来事として2008年，米国の2大公的医療制度を管理するメディケア・メディケイドサービスセンター（centers for medicare & medicaid services；CMS）が入院時に存在せず，入院後発症した院内感染に対する医療費の追加支払いをしないと発表した．これを「あってはならない存在」と認定したのだ．なので，前面に出てきたのは，カネの論理である．これまでは「仕方のなかった」院内感染が，病院経営に大きな影響を与えると知り，病院は本気になり，必死に感染対策をとるようになった．そして，米国は本気になれば，ちゃんとアウトカムを出せる国だ．

　米国疾病予防管理センター（centers for disease control and prevention；CDC）によると，2008〜2013年までに，**中心静脈関連血流感染** [central line-associated blood stream infection；CLABSI] は約半減し，**術後創部感染** [surgical site infection；SSI] も約2割減少した．MRSA菌血症やCDI（*Clostridium difficle* infection）も減少し，**カテーテル関連尿路感染** [catheter-associated urinary tract infection；CAUTI] も減少の見込みである[3]．もっとも，CLABSIは減っていないというデータもあるので[4][5]，この問題は未だ揉めているややこしい問題だ．病院サイドとしては「院内感染にカネを払わなくても，感染は減らない」と主張したい（そして支払いを復活させたい）であろうから，そういうバイアスの扱いも厄介だ．

　日本環境感染学会のJHAIS委員会による医療器具関連感染サーベイランス部門のデータは，米国のNHSN（national healthcare safety network，全米医療安全ネットワーク）と直接比較できるので便利である[6]．プールされたサマリーだけ

なので経年の変化が読み取りにくいが，2009 〜 2010 年のデータと，2009 〜 2014 年のデータを比較する限り，日本の CLABSI は減少していない一方，米国のそれは半減に近い減少を示しているのがわかる．もっとも，JHAIS に参加している施設は 100 にも満たないもので，日本の病院数の多さを考えると，これが日本の実態を反映しているかは疑わしい．JHAIS に参加する病院は，いわば感染対策の「エリート病院」なわけで，大多数の病院の実態はこれよりも悪いのではなかろうか．

また，日本では長く血液培養を採取する習慣がなかったため，JHAIS には NHSN にない「臨床的敗血症（clinical sepsis)」という奇妙な項目が付け加えられている．この定義には（これも奇妙なことに)「血液培養が施行されていない，あるいは血液中に微生物が検出されない」が入っている．そもそも血液培養を「やっていない」と血液培養「陰性」を並立させること自体が不適切だと私は思うが．

いずれにしても，このような項目を加えなければならないということは，「診断されていない CLABSI は日本ではまだまだ多い」ことを意味している．ちなみに，JHAIS によると CAUTI は米国より少ないのはよいが，カテーテル留置量は日本のほうが多い．まだまだ改善の余地がある．

というわけで，米国の感染症対策はダメで，日本のそれはうまくいっているという主張は，幻想にすぎない．少なくとも米国のほうが優れている点は（モチベーションがどうであれ）多々ある．

ときに，カテ感染は「カテーテルの感染」であると勘違いされていることがある．これは間違いである．カテ感染はあくまで「血流感染」なのであり，カテーテルはその入口にすぎない．だから，そこに感染徴候がある必要はないし，CRBSI患者の9割では刺入部の所見が皆無である．もちろん刺入部に炎症所見があればカテ感染を強く示唆するが，所見がなくてもカテ感染は全く否定できないのだ．「局所に所見がないのでカテ感染は否定的です」はよく聞く**誤謬**である．

カテ感染が血流感染である以上，原因微生物の検索は血液培養で行う．前述のように，1セットは必ず末梢皮膚から採取し，カテーテルからの採血は1セットのみとする．カテーテルからのみ採血すると，カテーテルに付着している定着菌との区別ができない．微生物の検出をすれば，感染症の診断ができるというナイーブな考え方は，20世紀の前時代にしか通用しない．まったく同じ理由から，カテ先培養（定性培養）は意味がない．カテ先培養は「小手先」培養である．これもとある教科書に「カテ先培養でカテ感染を診断する」と書いてあるものがあったりするが，明らかに誤謬である．

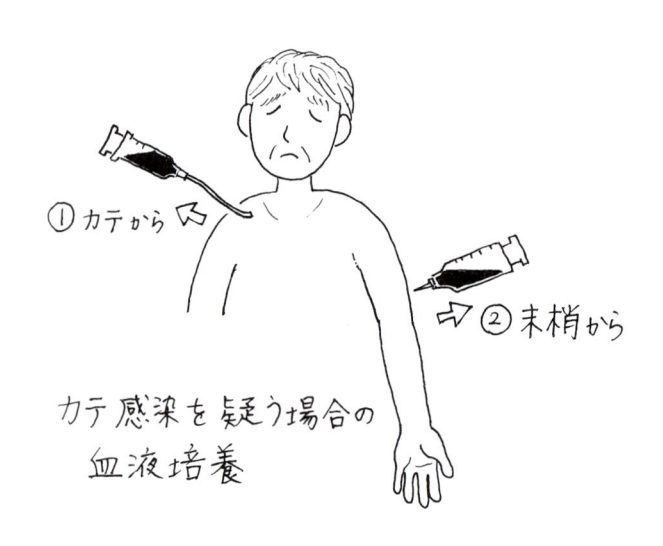

①カテから

②末梢から

カテ感染を疑う場合の
血液培養

☐ カテ感染の治療

● この分野でも「とりあえずカルバペネム」と何とかの1つ覚えになっていることを散見する．カテ感染の最大の原因菌はコアグラーゼ陰性，あるいは陽性のブドウ球菌であり，その多くは β ラクタム耐性菌だ．よってカルバペネムは間違いである．少なくともカルバペネム単剤は間違いだ．よって，**バンコマイシンのような MRSA（など）に効果のある抗菌薬がファーストチョイスとなる**．患者の重症度に応じて，これにグラム陰性菌や真菌のカバーを加えるかを検討する．

● 私はカテ感染のワークアップに β-D グルカンを加えることが多い．カンジダ感染を見つけるためだ．β-D グルカンは感度が十分ではないため（アッセイ系やカットオフ値にもよるが…），これだけで真菌感染を除外することはできない[7]．が，血液培養も真菌感染においては感度が低いため，両者を併用したほうがよい．

☐ カテ感染の予防

　前述のように，米国のカテ感染は減っている（おそらく）．CLABSI は現在では理論的に「ゼロ」にできる感染症である．これはケア・バンドルの使用による．具体的には，

1. **手指消毒の徹底**
2. **マキシマム・バリヤー・プレコーションの使用**
3. **クロルヘキシジンによる皮膚消毒**
4. **鼠径への刺入を行わない**
5. **カテーテルの必要性の毎日のチェックと不要なカテの迅速な抜去**

の5つである．ICU のようなセッティングでも CLABSI はほぼゼロに出来る[8)9)]（残念ながら日本では2％クロルヘキシジン製剤がないが）．

クロルヘキシジンの皮膚消毒の濃度は海外では 2% が標準的である．1% も CDC は許容している．0.5% はダメだという意見（CDC ら）と「0.5% でもいい」という異論が併存している．私はエビデンス・レベルが一番高い 2% を推奨したいが，これらをヘッド・トウ・ヘッドで比較した研究がない．そもそも，日本におけるこれらの消毒効果を比較するには 2% を使用してみなければ，比較できない．

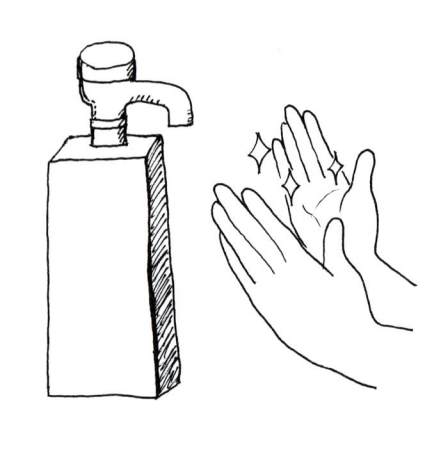

こういう結論の出ていない問題に対して，安易に結論を出してはならない．決着を着けるためにはデータが必要だ．ぜひ，クロルヘキシジン濃度問題にケリを付けられるよう，エビデンスの確立が望まれる（こんなことを書くと，お前がやれ，といわれそうだが）．

カテ感染の治療戦略で押えなくてはいけないポイント

1　カテ感染は「カテ感染」ではない．血流感染であり，血液培養は必須
2　カテ先培養は「小手先」培養である
3　CRBSI のファーストチョイスはバンコマイシン．カルバペネムではない
4　CRBSI はほぼゼロにできる．対策しがいがある「院内感染」だ！

●文献

1) http://cid.oxfordjournals.org/content/49/1/1.full.
2) Donaldson MS：An Overview of *To Err is Human*: Re-emphasizing the Message of Patient Safety. In: Hughes RG, editor. Patient Safety and Quality: An Evidence-Based Handbook for Nurses（http://www.ncbi.nlm.nih.gov/books/NBK2673/）.
3) http://www.cdc.gov/HAI/surveillance/.
4) Vaz LE et al：Impact of Medicare's Hospital-Acquired Condition Policy on Infections in Safety Net and Non-Safety Net Hospitals. Infection Control & Hospital Epidemiology. 2015;36(06):649-55.
5) Lee GM et al：Effect of nonpayment for preventable infections in U.S. hospitals. N Engl J Med. 2012 Oct 11;367(15):1428-37.
6) http://www.kankyokansen.org/modules/iinkai/index.php?content_id=6.
7) He S et al：A systematic review and meta-analysis of diagnostic accuracy of serum 1,3-β-d-glucan for invasive fungal infection: Focus on cutoff levels. J Microbiol Immunol Infect. 2014 Jul 28.
8) Berenholtz SM et al：Eliminating catheter-related bloodstream infection in the intensive care unit. Critical Care Medicine 2004;32:2014-2020.
9) Pronovost P et al：An intervention to decrease catheter-related bloodstream infections in the ICU. N Engl J Med. 2006 Dec 28;355(26):2725-2732.

6 骨関節感染の治療戦略
[osteoarticular infection]

極論 1　感染症医が "その怖さ" を一番知っている
極論 2　決められた期間，とことん Narrow に

極論 1　感染症医が "その怖さ" を一番知っている

　整形外科領域がほかの領域と異なり厄介なのは，細菌は骨にくっついたら離れない，という事実による．特に黄色ブドウ球菌のようなメジャーな原因菌は文字どおりねちっこくて，なお離れがたく，ここに人工関節などの異物が絡んだりするとおそらく引き離すのは不可能だ．

　よって**骨髄炎 [osteomyelitis]** や**化膿性関節炎 [pyogenic arthritis]** は長期戦となる．しかも，初期治療を間違えると再発を繰り返す泥仕合の「超」長期戦になる．日中戦争ではないが，「いつまで続く，ぬかるみぞ」となり，ゴールの設定すら困難になってくる．つまり，何を目標に治療してよいのかすら，判断できなくなってくるのである．これはいけない．

　こうした泥仕合を避けるためには，なんといっても ①初動と ②ゴールの設定 が大事である．特に初動，すなわち原因微生物の特定を妨いでいる最大の原因は，

培養前の抗菌薬投与

である．特に治療効果の期待できない，かつ不必要にブロードスペクトラムな第

三世代セフェム（例．フロモックス®）やキノロン（例．クラビット®）は邪魔である.

ただこうした議論を展開させているときに，よくある抗菌薬投与側の反駁として以下のようなものがある.

> いやいや，あなたは整形外科医じゃないからわかってないんですよ．われわれにとって感染はとても怖いんです．なんとしても感染はなんとかしたい．だから，しかたなくこういう広域抗菌薬に頼らざるを得ないんです.

そう，たしかに私は整形外科医ではないが，整形外科系の感染症が恐ろしいことは重々承知している．一般に，まっとうな初動がなされていないときの感染症がいかに悲惨な末路をたどるかについては，整形外科医よりも感染症医のほうがたくさんの経験値をもっている.

要は，Selection Bias の問題で，ほとんどの整形外科医は感染症を起こさずに上手に患者をマネジしており，仮に感染症が起きたとしても軽度の御しやすい感染症である．非常に稀に，日中戦争に例えられるような泥仕合を経験するという塩梅であろう（そうでなくてはとても整形外科医はやってはいられまい）.

逆に，感染症医は治療がうまくいかなかったときに相談を受ける．よって，泥仕合になった感染症は日常茶飯事である．根っからのトラブルシューターなのである．うまくいった整形外科系の事例についての経験値はほとんどないが，「上手くいかない場合」の原因検索と，そのリカバリーの方法，さらに再発防止策の提案については，誰にも引けを取ることはない.

また，感染症屋は骨髄炎の怖さを，整形外科医とは違った意味合いにおいて「理解」している．それはほかの感染症との相対比較だ．どの科のドクターでも「うちの科の患者は特別だ」という．そして，それは事実だ．問題は，だ．その特殊な患者のみにコミットしている限り，その特殊性の特殊性たる相対的な評価ができなくなってしまう，ということだ.

感染症屋をジェネラリストと呼ぶ人は少ないが，その横断性は際立っている．外来診療をやりながら ICU 患者を診たり，外科患者を診ながら内科患者を診たり，といった横断性は，一般的なジェネラリストであってもなかなか経験できないところだ．私たちは，白血病患者のもつ“感染症が怖い”の「怖さ」と，エイズ患者の“感染症が怖い”の「怖さ」と，心臓血管外科患者の「怖さ」と，NICU にいる低体重児の「怖さ」と，妊婦の「怖さ」と……，そういった相対的な「怖さ」の違いを認識できる．整形外科患者の感染症の「怖さ」を相対化できる．それは血液内科の患者の「怖さ」とは，明らかに質の違う「怖さ」である．

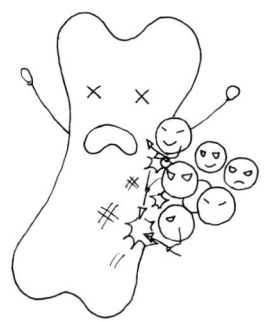

骨関節の感染症は，
ゆめゆめ 油断するなかれ!!

極論 2　決められた期間，とことん Narrow に

【極論 1】の相対化とは矮小化のことではない．骨関節の感染症はゆめゆめ油断すべき感染症ではない．御しやすい感染症でもない．白血病の患者に比べて軽く扱える感染症だとは，われわれ感染症屋は決して考えない（なにしろ，泥仕合ばかりを見ていますから）．

だからこそ，である

われわれは骨関節の感染症の原因菌を正確に迅速に同定したい．闘う相手を知らずに闘いに挑むような暴挙には出たくない．診断を混乱させ，泥仕合を惹起するような経口第三世代セフェムは絶対に使いたくない．血中濃度，そして感染部位の抗菌薬濃度を最大化するような，薬理学的に最適な抗菌薬を選んで呵責なく原因菌を叩きたい．長期戦に引き釣りこまれたときに，面倒な耐性菌とは対峙したくない．それゆえに徹底的にストイックなまでにナロウ・スペクトラムの抗菌薬にこだわるのだ．われわれが整形外科系の感染症を「怖い」と知っているからである．どのくらい「怖い」かを知っているからである．どのように「怖い」かを知っているからである．

---

narrow-spectrum な抗菌薬にこだわる理由

1. 感染症の原因菌を正確に迅速に同定したい
2. 診断を混乱させるような経口第三世代セフェムは絶対に使いたくない
3. 血中濃度および感染部位の抗菌薬濃度を最大化する，薬理学的に最適な抗菌薬を選び，呵責なく原因菌を叩きたい
4. 長期戦に引き釣りこまれたときに，面倒な耐性菌とは対峙したくない

なので，お茶を濁すような経口抗菌薬を出す前に，確実に検体をとり，原因微生物を確定し，そして最適な抗菌薬を十分量，十分な期間投与する．血流が乏しい慢性骨髄炎などでは抗菌薬の届かないままにしておくようなこともしない．整形

外科医のエキスパティースを活かしていただき，感染巣を取り除いていただく．デブリドマンやアンプテーションを相談する．人工物を抜去していただく．

　また，**通常の感染症においては菌の殺戮は手段であり，目的ではない．しかし，骨髄炎に関していえば，菌の殺戮こそが目的である．**菌を殺し尽くさなければ，また再発するからである．よって，たとえ CRP が下がっていても，ガードを下げたりはしない．抗菌薬は目的を達成するまでは続けるのである．

　だが，一般に行われる **de-escalation** という広域→狭域スペクトラムへの変更は，整形外科系の感染症では一般的ではない．むしろ逆であり，まずは狭域，次いで（必要ならば）広域抗菌薬を用いる．これも無用な長期戦を避けるためであり，仮にその長期戦が避けられない場合でも，勝率を最大化するためだ．

　よって，ザイボックス®（リネゾリド）のような広域抗菌薬（MRSA にも VRE にも効く）はほとんど選択肢にならない．そもそも，血球減少が長期使用で起きやすいザイボックスは長期戦には向かない抗菌薬である．*in vitro* の短期的な抗菌効果だけでこのような抗菌薬をみだりに選択してはならないのはそのためだ．ザイボックスの *in vitro* での成績や「ザイボックスで著効した何とかの症例…」のような逸話を根拠に，このような治療戦略を取ってはならない．まずは

- 原因菌の同定．そして
- 長期戦に見合った薬剤の選択
- 相対的な選択と戦略

が必要だ．

　ザイボックスを整形外科領域で使うことはあるか？　もちろん，ある．しかし，それは前線で出張っている存在ではない．後衛の不測の事態に対応するための存在だ．持ち駒のポジショニングは誤ってはならないのである．

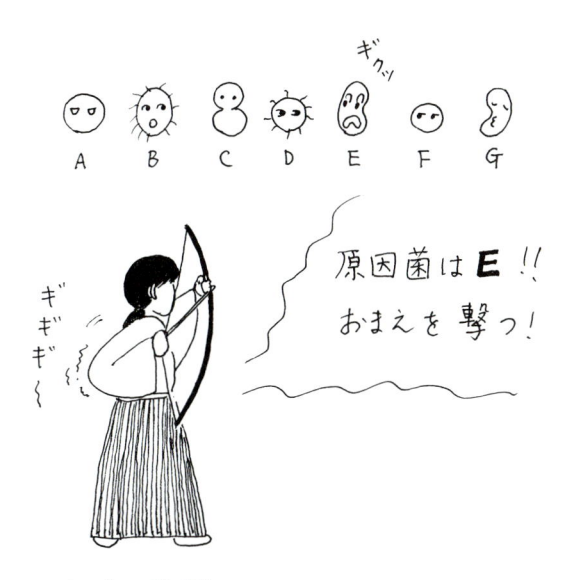

原因菌は **E** !!
おまえを撃つ!

絨毯爆撃ではなく、とことん narrow に
的を絞って 撃て!!

骨関節感染の治療戦略で押えなくてはいけないポイント

1. 骨髄炎は怖い．「だからこそ」狭域抗菌薬にこだわりたい
2. 狭域→広域の「escalation」を活用する
3. 菌が死滅するまで骨髄炎は治療する．CRP が下がったから
   といって止めてはならない

7 髄膜炎の治療戦略
[meningitis]

極論 1　ワクチンの普及が髄膜炎を叩く

極論 2　たとえ髄膜炎でもカルバペネムを使わない

極論 3　バンコマイシン耐性は，バンコマイシンが原因ではない

極論 1　ワクチンの普及が髄膜炎を叩く

　小児の髄膜炎については，小児感染症専門家がガイドライン作成に参加しており，専門性のより低い私がコメントできることはほとんどない．最小阻止濃度（MIC）や耐性遺伝子の扱いなど，考えるべきところはあるが，ここではあえて述べない．あと，術後の院内感染は全く「別の病気」と考えているので，それもここではあえて述べない．ここでは成人と関連のあるところだけを見ていこう．

　この細菌性髄膜炎に関する診療ガイドライン（『細菌性髄膜炎診療ガイドライン 2014』）[1] によると，日本では年間 1 500 例程度の髄膜炎が発生しており，そのうち 7 割は小児であるとされる．B 群溶連菌 [group B *Streptococcus* ; GBS] の髄膜炎は日本ではまだ多く，特に生後 7 日以降に発症する late onset disease（LOD）が多い．また，妊婦の GBS スクリーニングで GBS 感染症が減ると相対的に増えるとされる大腸菌も，原因菌として重要だ．

　その後，年齢が上がっていくと肺炎球菌やインフルエンザ菌が原因となりやすくなる．髄膜炎菌も原因となるが，日本では稀である．免疫抑制者（妊婦や高齢者，免疫抑制薬や TNF-α 阻害薬を使用する患者，HIV 感染者など）では，リステリア菌 *Listeria mnocytogenes* も重要だ．

この肺炎球菌とインフルエンザ菌という重大な髄膜炎起因菌には効果的なワクチンが存在する．日本でこれが普及すれば，本疾患は稀なものとなり，治療についていちいち悩まないでよい状況になるかもしれない．なるといいな．

極論2　たとえ髄膜炎でもカルバペネムを使わない

　さて，例によって（？）こういうガイドラインの推奨する治療は「とりあえず，カルバペネム」である．以下のような記載が存在する．

「米国感染症学会ガイドラインでは，2〜50歳未満の第1選択として，「第三世代セフェム抗菌薬（CTX または CTRX）＋ VCM」が推奨されている．この初期選択は，抗菌薬のスペクトラムとしては十分である．しかし，米国のようにVCM が生後1カ月以後の全年齢で推奨され，その使用が広く増加した場合，VCM 耐性菌の出現頻度が上昇することが予測され，この状況をできる限り抑制したいとの考えに立脚し，今回はカルバペネム系抗菌薬を第1選択として推奨した．」

ちょっと待ってくれといいたい．バンコマイシンの耐性菌が懸念されることを根拠にバンコを使わないという選択肢をとるのなら，同様の根拠でカルバペネムを使うことによるカルバペネム耐性菌の懸念はもたねばならない．あるロジックを1つの薬にアプライするのなら，ほかの薬にも同様のロジックをアプライするのは当然である．

　4章【極論2】のように，JANIS のデータによると，すでに5％弱の肺炎球菌はカルバペネム耐性である[2]．しかも，髄液検体だと10%以上は感性（S）でない，中等度耐性（I）か耐性（R）である．バンコマイシン耐性菌は日本において想定される未来の懸念であるが，カルバペネム耐性菌は今そこにある危機だ．カルバペネム耐性インフルエンザ菌も，稀ながらあり得ない存在ではない．私は一度，カルバペネム耐性インフルエンザ菌による髄膜炎で苦い思いをしたことがある．

それに，抗菌薬はターゲットとする菌にのみ作用するわけではない．日本ではカルバペネム耐性緑膿菌（多剤耐性緑膿菌［MDRP］を含む）は珍しくないし，抗菌薬適正使用プログラムがきちんと機能していない病院では，特に多い．カルバペネムの使用を減らせば，耐性緑膿菌が減るのはよく観察されるところだ．カルバペネム耐性アシネトバクター・バウマニ（Carbapenem-resistant *A. baumannii*；CRAB）も，腸内細菌も，日本であっても，もはや稀有な存在ではなくなりつつある（当初のニュース性はすでにない）．未だに日本は「とりあえず，カルバペネム」という論調があるが，もうさすがに止めるべきだ．

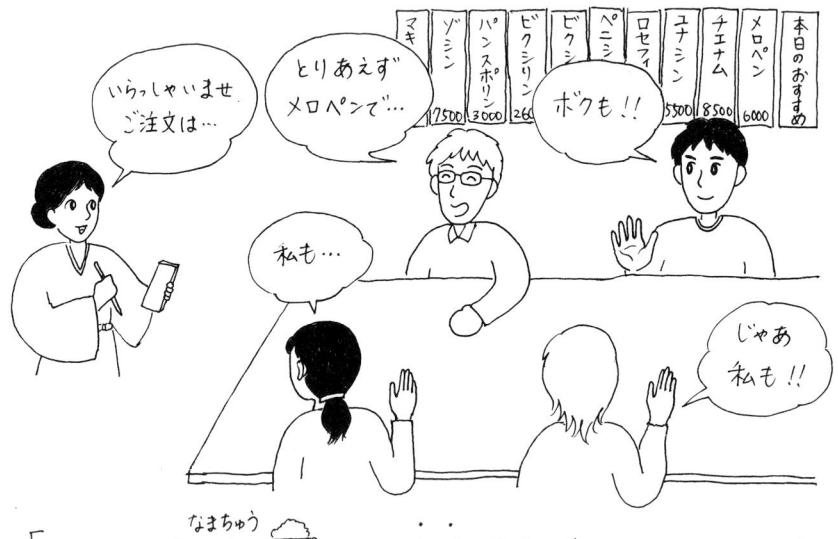

「とりあえず生中🍺」のノリでオーダーされるカルバペネム…．このままで良いのか、ちょっと立ち止まって考えてみよう。

バンコマイシン耐性は，バンコマイシンが原因ではない

さて，米国にバンコマイシン耐性菌が多いのは事実だ．具体的には腸球菌で VRE［vancomycin-resistant *Enterococcus*，バンコマイシン耐性腸球菌］である．バンコマイシン耐性の黄色ブドウ球菌は，VISA［vancomycin-intermediated-resistant *Staphylococcus aureus*，バンコマイシン低感受性 MRSA］にしても，VRSA［vancomycin-resistant *Staphylococcus aureus*，バンコマイシン耐性黄色ブドウ球菌］にしても日米ともに稀な存在だ．

しかし，なぜ米国で VRE が多いのか，私にとっては長年の謎である．

バンコマイシン使用による抗菌薬の選択圧「だけ」が，その回答ではないと私は思っている．バンコマイシンは分子量が大きく，点滴使用しても腸管にはほとんど至らないからだ．腸球菌は腸内にいるのである．バンコマイシンに選択圧力がかかるとすれば，注射薬ではなく，経口のバンコマイシン散でなければ理屈が通らない．

前述のように，VRE が米国に多いことをバンコマイシンの使用のみで説明しようとすることには無理がある．さらにいうならば，家畜におけるアボパルシン（グリコペプチド）の使用など，耐性菌出現の原因は多様である．もっとも米国ではアボパルシンは使われておらず，家畜における VRE も 2008 年まで発見されてこなかった[3] 1980 年代，最初の VRE 感染が報告されたのはアボパルシンが使用されていたヨーロッパだった[4]．輸出食物の問題もあるが，これだけでも米国の VRE は説明しにくい．

感染症という現象はたいてい複雑な現象であり，シンプルな単一原因論は，多くの場合，間違っている．米国の場合も，バンコマイシンの寄与がゼロだったとはいわないが，むしろキャリアの発見が遅れて伝播の広がりを許容してしまったなど，複数の原因があったことが推測されている[5]．同じことが起きれば，（選択培地を用いず）VRE を見逃しつづけていれば，日本でも同じことが起きかねない[6]．

このことに関連するが，SARS［severe acute respiratory syndrome, 重症急性呼吸器症候群］が中国で流行り，エボラ出血熱［Ebola hemorrhagic fever；EHF］が米国で院内感染し，MERS［Middle East respiratory syndrome, 中東呼吸器症候群］が韓国で少流行したとき，なぜ同じことが日本で起きなかったのか，いろいろな人に訊かれた．私の答えは「日本がラッキーだったから」である．

そんなバカな，と思う医療者は，外来の熱発患者にいつも海外渡航歴を問うているか，思い出してほしい．非医療者は自分が風邪をひいたりして医者に罹ったとき，海外渡航歴を問われたかどうか，思い出してほしい．日本に SARS やエボラや MERS やその他の海外の感染症が入ってきて，医療機関がそれに気づかない可能性は，わりと高い．

ここでいったんまとめておきたいが，私の髄膜炎診療は，

臨床実績の高いバンコマイシンとセフェムの併用

なのである．リステリアを疑えば，アンピシリンを足すのである．ちなみに，髄液移行性が乏しいとされるバンコマイシンであるが，炎症がある場合の髄膜炎時は十分な髄液内濃度の達成は可能である．これはステロイドを用いていてもそうである[7]．

むしろ，経口セフェムの乱用を減らし，いざというときの髄膜炎診療に支障が来ないようにするのが感染症のプロとしてのまっとうな筋道だと思っている．カルバペネムは髄膜炎診療のファーストチョイスにはなり得ないのだ．

なお，本ガイドラインではパニペネム（カルベニン®）が臨床データを欠くと認めていながら，それを推奨薬に含めている．しかもメロペネムを含む，ほかの薬よりも上位に置いている．奇妙なロジックだ．普通は「臨床データを欠く」という事実は推奨度が下がる結果に導かれるはずなのに．

日本では，90 年代前後に「MRSA 腸炎」という術後の腸炎が流行し問題となった．私たちが行ったシステマティック・レビューが示唆するのは，この MRSA 腸炎のほとんどは *Clostridium difficile* 感染症（CDI）の誤診であったであろう，ということだ [8]．

私は，抗菌薬関連下痢症としての MRSA 腸炎の存在そのものを全否定はしない．そもそも非存在証明は極めて困難である．**しかし，術後に経口第三世代セフェム 1 週間といったプラクティスが横行する中で，日本でだけ限定的に流行した現象が「MRSA 腸炎」であった可能性よりも，培養が難しく見逃され続けた CDI であった可能性のほうがずっと蓋然性が高い．**大多数はそういうことだったのだろう．そして，近年では術後経口第三世代セフェムというプラクティスは廃れ（まだやってませんよね），MRSA 腸炎……という名の CDI そのものも（術後のそれとしては）減った．CDI のリスクが高いのがクリンダマイシン，キノロン，第三世代セフェムだから，当然だ．

MRSA 腸炎と誤診されたがゆえに，その治療には経口バンコマイシン散が用いられる．これは CDI の治療薬でもあるから，患者は現象として治る．MRSA も消える．よって「MRSA 腸炎が治った」と誤解される．日本では，こういう誤謬はわりと起きやすい．診断というものを甘く見ているからだ．

米国では，長く CDI 治療のファーストラインはメトロニダゾールであった．最近でこそ重症例などにはバンコマイシンを用いるが，それでも軽症例にはやはりメトロニダゾールがファーストチョイスだ．

つまり，腸管内にいる腸球菌に対するバンコマイシンの選択圧力は，むしろ日本のほうが大きかったのではないか，と私は思うのだ．これは確定されたものではないが，この理路をロジカルに論破されたことはまだない．そういえば，日本では CDI 治療にメトロニダゾールは保険適応が長くなかった．だから，CDI と診断されても，ずっとバンコマイシン散が使われてきたのだ．今でも，CDI に対してもバンコマイシン散が先に用いられることは多い．高いのに．

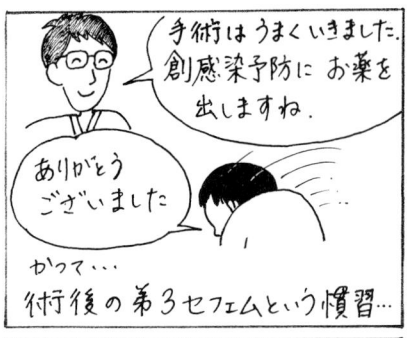

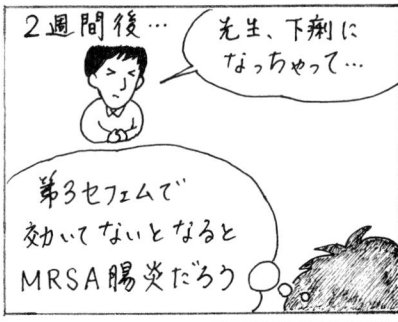

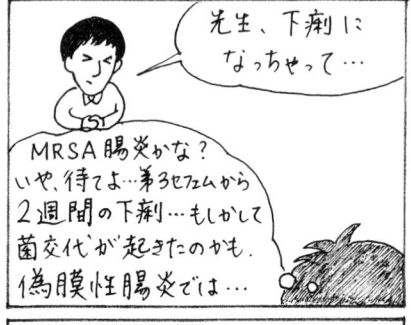

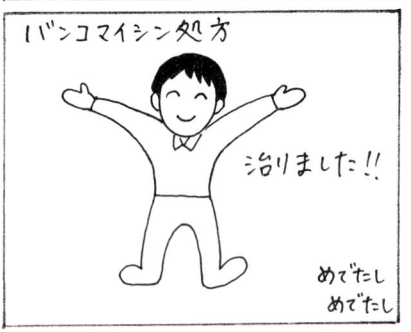

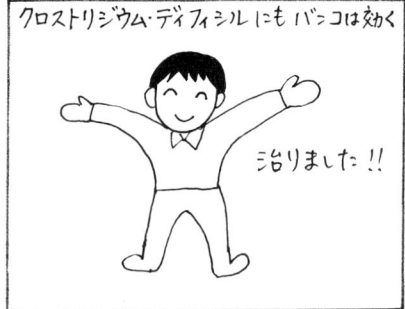

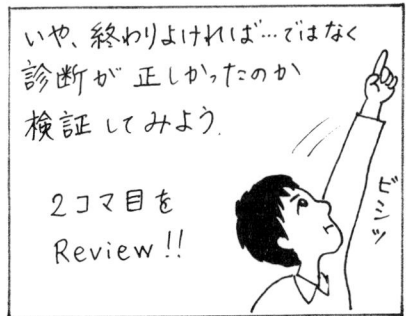

　新しいテクノロジーが生まれると，それに対する反発が生じる．これは歴史上何度も何度も繰り返されてきたことだ．映画ができると舞台演劇が脅かされると反対が起き，テレビができると映画界から反対が起き，ビデオができるとテレビ界から反対が起き……，僕が高校生のときは「テレビなんか見ずに，本を読め（頭悪くなるから）」という主張があった．そもそも読書だってソクラテスは「頭悪くなるから」と反対していたわけだが……．

　で，いまやネットとスマホがあるので，テレビ界から反対が起きるのだろうか．「ネットをやっている暇があれば，テレビを見ろ」（?）　私はむしろ「もっとスマホを使いまくれ」と学生には主張したい．

　たいていの場合，最新のテクノロジーを教えるのは，若手の仕事である．私が米国で研修医をやっていたときは，研修医の多くはPalm Pilot（ごく原始的なスマホのようなもの）をもっていた．私ももっていた．その当時「そういうの」に疎い米国の指導医たちは，研修医にPDAの使い方を指南してもらっていたのである．

　ところが，（あくまで私の体験の範疇で，だが）今の日本の医学生はスマホをほとんど使いこなしていない．中年の私のほうがはるかにこれを使いこなしている（少なくとも医学領域で）のは奇異なことである．

　Palm Pilot は，当時はよかったが，今から見るとじつに原始的であった．私が研修医時代に使っていた VAIO は5ギガしか容量がなかった．今ポケットに入っているスマホは 64 ギガである．

　私が学生のときから愛用している英和辞典は『ランダムハウス英和大辞典（第2版）』だ．名著であり，今も現役だ．しかし，やたらとでかいのでもち運べない．「あれ，どうだっ

たっけ？」と思った瞬間には調べられない．ところが同書は今やアプリになっており，私のポケットに入っている．思いついたときにすぐに英単語を調べることができ，おまけに発音のボタンを押すとしゃべってくれたりする．こんな便利なものが学生時代にあったら，どんなによかったことか．

　医学関連でいうと，私の今のスマホにはスタンドアローンの（ネットにつながってなくても使える）UpToDate が入っている．ワシントンマニュアルも，レッドブックも，熱病（サンフォード感染症治療ガイド）も，ジョンズ・ホプキンスの教科書（ハリエットレーンハンドブック ジョンズ・ホプキンス病院小児科レジデントマニュアル）も，CCDM（Control of Communicable Diseases Manual）も入っている．CCDM は外来で患者の休職，休校期間を決めたりするのに重宝する感染管理マニュアルだ．いちいちすべての感染症の感染期間など覚えられないから，こういうのがポケットに入っているととても助かる．あと，薬の相互作用も暗記できない事項の1つだ．また，中途半端な暗記はするべきではない．私は EPocrates を用い，新しい薬を処方するときは，必ず既存の服用薬との相互作用をチェックする．

　私が研修医だった頃は，UpToDate は CD-ROM 版だった．当時としてはかなり小さかった5ギガのバイオに入れて診療に役立てたが，パソコンを担いであちこち移動するのは面倒だし，なくす危険も多かった．**もともと，UpToDate は，医者が知らないことをほったらかしにして診療を継続させている，という衝撃的な事実から生まれたデータベースだ．患者に尋ねられた質問の3分の2について，医者は答えを知らないのである**（拙

著『悪魔の味方　米国医療の現場から』）[9]．

　診療中に医者がわからないことはいっぱいある．しかし，そのままほったらかしてしまう．忙しいし，手元には情報源はないし，なんとなく専門用語を振り回せば，たいていの患者はごまかしてしまえるものだ．こうして「なんとなく」の連続で，いい加減な医療が習慣化してしまうのである．

　スマホで，UpToDate などを駆使して，その場で疑問に思ったことをすぐに調べる習慣があれば，医者は不誠実な医療をかなり回避できる．私は外来に自分の MacBook Air をもち込み，**「それは知らないので，ちょっと調べます」**と患者の目の前で質問について調べることが多い．見学に来た学生が驚く．「患者さんの前で医者がものを調べていいんですか？」と訊く．

　もちろん，調べてよいに決まっている．知らないことを放ったらかしにしたり，知ったかぶるほうがよほど恥ずかしいことだ．

　これだけ巨大化した医学知識の大きさを考えると，知らないことがあるのは織り込み済みだ．1950 年には医学知識が倍になるのに 50 年かかったが，2020 年にはこれがたった 73 日で倍になるのだ[10]．

　こうした時代でも医学生が外来見学をしたり，回診に参加しているとき，明らかに理解していない部分をほとんどほったらかして「ぼーっと座っているだけ」のことがとても多い．わからないことがあるのはかまわない．でも，ぼーっとしてないで，調べろよ，と僕は思う．そういうとき，「昼休みに必要なレファランス買っておくこと」と僕はいう．レファランスなしでベッドサイド学習に参加するなんて，せっかく勉強させていただいている患者さんに失礼千万である．すると昼休みの後，生協で慌てて学生が Pocket Medicine（内科ポケットレファランス）などを買ってくる．

　冒頭の話に戻るが，テレビそのものが人の知性を落とすのではない．どのような番組を見ているか，が大事なのだ．もっとも昨今は見るべきコンテンツはテレビにはほとんどなくなってしまったけれど．新しいテクノロジーを全否定するのも一種の思考停止である．大事なのは，どのくらい，どのように使うか，である．

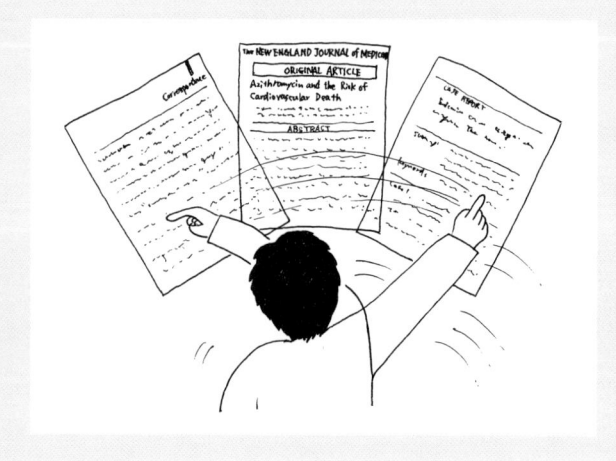

髄膜炎の治療戦略で押えなくてはいけないポイント

1 髄膜炎も原因菌検索が大事．「培養」と「グラム染色」を活用する
2 原因菌に合わせて治療する．ガイドラインのままでよいのか？　そうとは限らない
3 知らないことは恥ではない．知らないことに気づかないこと，知らないことをほったらかしておくのが恥

●文献
1) 日本神経学会，日本神経治療学会，日本神経感染症学会監修，「細菌性髄膜炎診療ガイドライン」作成委員会編集：細菌性髄膜炎診療ガイドライン 2014.
2) http://www.nih-janis.jp/report/open_report/2013/3/1/ken_Open_Report_201300.pdf.
3) Nilsson O：Vancomycin resistant enterococci in farm animals-occurrence and importance. Infect Ecol Epidemiol.2012; 2: 10.3402/iee.v2i0.16959（http://www.ncbi.nlm.nih.gov/pmc/articles/PMC3426332/）.
4) Vancomycin-Resistant *Enterococci* (VRE) Overview（http://www.niaid.nih.gov/topics/antimicrobialresistance/examples/vre/Pages/overview.aspx）.
5) Martone WJ：Spread of vancomycin-resistant enterococci: why did it happen in the United States? Infect Control Hosp Epidemiol. 1998 Aug;19(8):539-45.
6) Matsushima A et al:regional spread and control of vancomycin-resistant *Enterococcus faecium* and Enterococcus faecalis in Kyoto, Japan. Eur J Clin Microbiol Infect Dis. 2012 Jun;31(6):1095-1100.
7) Ricard JD et al：Levels of vancomycin in cerebrospinal fluid of adult patients receiving adjunctive corticosteroids to treat pneumococcal meningitis: a prospective multicenter observational study. Clin Infect Dis. 2007 Jan 15;44(2):250-5.
8) Iwata K et al：A systematic review for pursuing the presence of antibiotic associated enterocolitis caused by methicillin resistant Staphylococcus aureus. BMC Infect Dis. 2014;14:247.
9) 岩田健太郎（著）：悪魔の味方 米国医療の現場から．克誠堂出版，2008.
10) Densen P：Challenges and Opportunities Facing Medical Education. Trans Am Clin Climatol Assoc. 2011;122:48-58.

8 尿路感染の治療戦略
[urinary infection]

尿路感染 [urinary infection] は一般的には膀胱炎（cystitis）か腎盂腎炎（pyelonephritis）の2つに分類するのが基本だ．尿道炎（urethritis）は通常，**性感染症** [sexually transmitted disease；STD] で扱う．ほかにも腎膿瘍とか気腫性膀胱炎，気腫性腎盂腎炎，黄色肉芽腫性腎盂腎炎などマニアックなものは存在するが，マニアックに過ぎるので本書では論じない．

極論1　とことんシンプルに考える

私の尿路感染症に対するアプローチは極めてシンプルだ．

1. 膀胱炎にはバクタ®2錠 1日2回3日間
2. 腎盂腎炎はセフトリアキソン 1〜2g 1日1回点滴
   その後 de-escalation で 計14日間治療
   （複雑性尿路感染ならもっと長いことも）

である．われながらじつに単純である．海外の場合，膀胱炎にはこのほかに

nitrofurantoin などが用いられる（血中濃度が低いので，血流感染をともないやすい腎盂腎炎には禁忌）.

　あと，fosfomycin trometamol 単独使用も推奨されてはいる．これは日本のホスミシン®（fosfomycin calcium）とは異なることに要注意．こちらはバイオアベイラビリティーが悪く，消化管からの吸収が 12% しかない．これでも単純性膀胱炎程度なら効くかもしれないが [1]，私は現在のところ使っていない.

極論2　キノロンを薦めるのはなぜですか

　なお，日本で乱用されるニューキノロンやβラクタムはセカンドラインの治療薬だ [2]．近年はキノロン「だけ」耐性の大腸菌が多く，JANIS（厚生労働省院内感染対策サーベイランス）のデータでもレボフロキサシン感受性菌は 60% 程度しかない [3]．通常，エンピリカルに「使える」抗菌薬は感受性が 80% 以上保たれているものとされる．よって，日本においてキノロンはファーストラインに使うべきではない．**緑膿菌やその他の多剤耐性グラム陰性菌の治療選択肢をキープするという意味でも，抗結核薬をキープするという意味でも，キノロンは「できるだけ使わない」という原則で望むべきだ.**
　代替薬がある現在，また耐性菌が増加して治療効果が危ういキノロンがファーストチョイスで用いられるのはおかしい．こういうとき，アベロックス®（モキシフロキサシン），ジェニナック®（ガレノキサシン），グレースビット®（シタフロキサシン）のようにさらに抗菌薬をひろげていくのは，まさに無策としか言い様がない．**ちなみにアベロックスは尿路への移行性はよくないため，どっちみち UTI [urinary tract infection，尿路感染症] には使えない.**

　ところで，最近の NEJM のレビューの入院患者を対象とした腎盂腎炎のエンピリカルな治療薬はかなりえげつない（Appendix にまとめられている）．キノロン，セフトリアキソン，セフェピム，ピペラシリン・タゾバクタム，カルバペネム，アミノグリコシド±アンピシリンと並んでいる．正直何を考えているのかわ

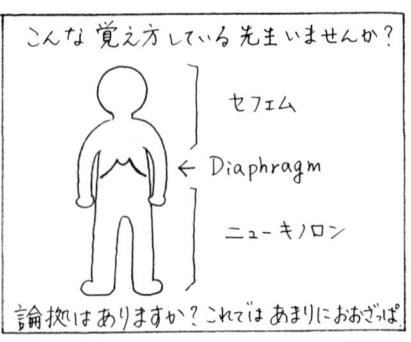

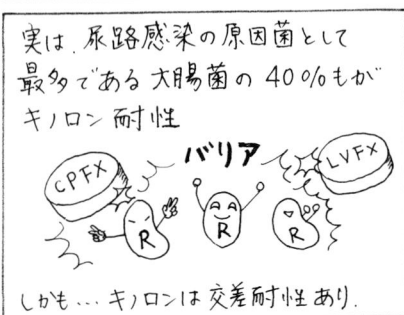

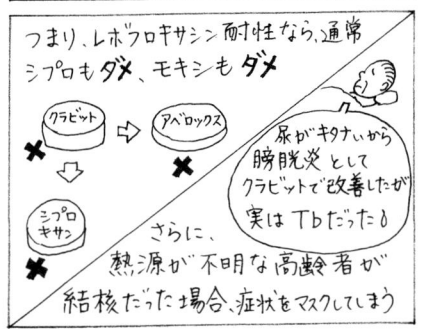

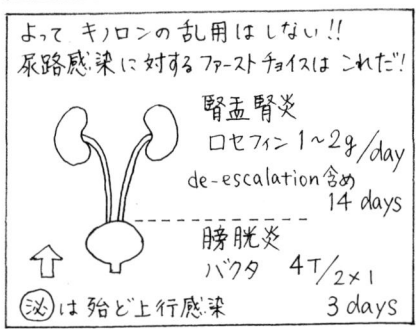

からない，無節操なリストだ．

　また，治療期間は 10 〜 14 日間とされている．私たちは 14 日間の治療を行うのが普通だが，確たる根拠があるわけではない．セフェムでももっと短期間でよいのでは？と示唆するメタ分析もある[4]．ちなみに，キノロンであれば腎盂腎炎でも 7 日間の治療で OK というスタディーは複数あるが（上記のメタ分析で引用されている），すでに述べた理由から，私たちは戦略的に，キノロンはできるだけ回避したいために，そのオプションをほとんどとらない．

極論 3 　無症候性細菌尿の治療は例外

　無症候性細菌尿（asymptomatic bacteriuria）は糖尿病患者によく見られる現象だ．無症候性細菌尿は有症尿路感染症のリスクファクターである．よって，無症候性細菌尿を治療すれば，有症尿路感染症を予防できるのでは，と考えるのはわりと自然な理路だと思う．問題は，医学・医療の世界ではこのような演繹法による推論は，帰納法による検証によって妥当性を評価しなければならない，ということだ．机上の空論たる演繹法が，リアルライフで適用できない，という事例には枚挙にいとまがない．

　無症候性細菌尿の治療が将来の尿路感染の予防に繋がらない，という比較試験はじつはとても古くて 60 年代に行われている[5]．後に，2 型糖尿病患者の無症候性細菌尿においても，抗菌薬予防投与は将来の尿路感染を減らさないことがRCT で確認された[6]．無症候性の膿尿も同様で，「尿が濁ってきた」ことだけを抗菌薬治療の根拠にしてはならない．

　しかし，何事にも例外はあり，妊婦と泌尿器科手術を受ける患者では，無症候性細菌尿の抗菌薬治療が将来の合併症を減らすことが示されており，妊婦では 3 〜 7日間の，泌尿器科系では手術・手技までの治療が推奨されている（術後は不要）[7]．

　ところで，尿路感染の診断には尿検査と尿培養を行う．その尿検体は中間尿を用いるのが基本だ．中間尿から大腸菌が検出されれば，これが原因菌の可能性は高い（ただし後述のように臨床症状があるのが前提だ）．しかし膀胱炎の症例で，

腸球菌やB群溶連菌の場合は，汚染菌のことが多いことがカテーテル採取尿との比較で判明した[8]．これなんかすごいシンプルなスタディーだがそれでもNEJMに載っているわけで，やはりコロンブスの卵．着眼点は大事なのである．

極論4　予防は治療に常に勝る

　院内入院患者での尿路感染症は多い．ほとんどがカテーテル関連で，**CAUTI [catheter-associated urinary tract infection]** という[9]．カテーテル挿入24時間で尿路感染のリスクは3%，10日で30%，1ヵ月で100%近くになる．

　ニューヨーク市でCAUTIと**カテーテル関連血流感染 [catheter-related blood stream infection；CRBSI]** が激減しており，ほとんど見られなくなっていることはすでに述べた（5章【極論2】参照）．米国は近年その対策に本気である．要は，尿カテーテルの不要な使用を激減させればUTIは減るのであって，問題は「どうやって減らすか」である．最近，『Annals of Internal Medicine』に適切な尿カテーテルの使用についての基準が発表されたので，参照されたい[10]．

　これによると入院患者の尿カテーテル留置の「適切な適応」としては，

- 急性尿閉（尿路閉塞がない場合も）
- 慢性尿閉（尿路閉塞がある場合のみ）
- 重症の褥瘡が尿失禁と併存
- 尿失禁があり，最善を尽くしても皮膚のケアが不十分
- 尿量測定が必要（血行動態が安定していない等）
- 24時間尿検体が必要で，ほかに尿採取の手段がない
- 急性かつ重篤な痛みがあり，ほかに手段がない
- 死に瀕している患者で尿カテーテルの留置が患者や家族の安寧に寄与
- 血塊をともなう肉眼的血尿

などがある．逆に不適切な使用としては，

- 尿失禁があるが，看護で適切な皮膚のケアや体交が可能
- ICU での適応のないルーチンの尿カテーテル留置
- トイレにいくときの転倒予防
- 残尿測定のため
- ほかに方法があるのに 24 時間などの尿検体を取るため
- 「ベッド上安静」だが，動くことそのものは禁止されていない場合
  （例，下腿の蜂窩織炎）
- 便失禁や下痢があり，尿路感染予防のため

などである．男性患者ではコンドームカテーテルなども米国では積極的に活用されている．

　日本では不適切な尿カテーテルの使用が非常に多いと私は思う．JHAIS のデータを見ても，米国よりも尿カテーテルの使用は多い．医師も看護師も 1 日でもはやく尿カテーテルを抜去するために全力をつくすべきだ．

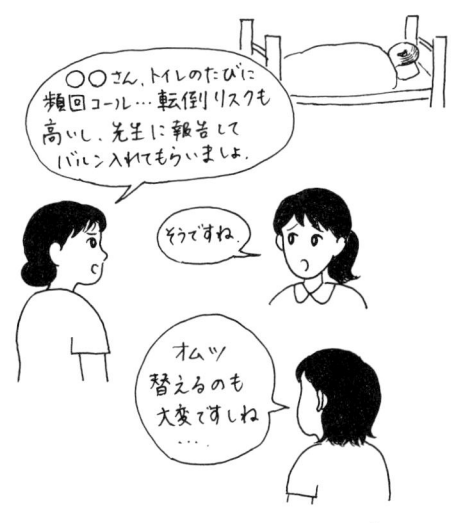

あるあるネタ… 忙しい病棟あるある

〇〇さん，トイレのたびに頻回コール…転倒リスクも高いし，先生に報告してバルン入れてもらいましょ．

そうですね．

オムツ替えるのも大変ですしね……

こんな病棟だったら，意識改革を!!

尿路感染の治療戦略で押えなくてはいけないポイント

1　UTI は膀胱炎の治療，腎盂腎炎の治療の 2 タイプに分けれ
　　ば（たいてい）大丈夫
2　キノロンを使うと決めつけない
3　無症候性細菌尿は，原則「抗菌薬」不要！
4　尿カテーテルは可能な限り抜去．できるだけ早く抜去！

●文献

1) Matsumoto T et al：Clinical effects of 2 days of treatment by fosfomycin calcium for acute uncomplicated cystitis in women. J Infect Chemother. 2011 Feb;17(1):80-6.
2) Hooton TM：Clinical Practice. Uncomplicated Urinary Tract Infection. N Engl J Med. 2012 15;366(11):1028-37.
3) http://www.nih-janis.jp/report/open_report/2013/3/1/ken_Open_Report_201300.pdf.
4) Eliakim-Raz N et al:Duration of antibiotic treatment for acute pyelonephritis and septic urinary tract infection– 7 days or less versus longer treatment: systematic review and meta-analysis of randomized controlled trials. J Antimicrob Chemother. 2013 Oct;68(10):2183-91.
5) Asscher AW et al.：Asymptomatic Significant Bacteriuria in the Non-pregnant Woman. Br Med J. 1969 Mar 29;1(5647):804-6.
6) Harding GKM et al：Antimicrobial Treatment in Diabetic Women with Asymptomatic Bacteriuria. N Engl J Med.2002 14;347(20):1576-83.
7) Nicolle LE et al：Infectious Diseases Society of America Guidelines for the Diagnosis and Treatment of Asymptomatic Bacteriuria in Adults. Clin Infect Dis. 2005 Mar 1;40(5):643-54.
8) Hooton TM et al：Voided Midstream Urine Culture and Acute Cystitis in Premenopausal Women. N Engl J Med. 2013 14;369(20):1883-91.
9) Hooton TM et al：Diagnosis, Prevention, and Treatment of Catheter-Associated Urinary Tract Infection in Adults: 2009 International Clinical Practice Guidelines from the Infectious Diseases Society of America. Clin Infect Dis. 2010 Mar 1;50(5):625-63.
10) Meddings J, et al：The Ann Arbor Criteria for Appropriate Urinary Catheter Use in Hospitalized Medical Patients: Results Obtained by Using the RAND/UCLA Appropriateness Method. Ann Intern Med. 2015 5;162(9_Suppl):S1-34.

9 胆管炎の治療戦略
[cholangitis]

極論1　スルペラゾンは3つの意味で不正解

結論から申し上げておく.

**スルペラゾン（セフォペラゾン・スルバクタム）
は不正解である**

でここで問題は，なぜ不正解か，ということである.

■ スルペラゾン®が不正解の理由【その1】：量の問題

1つは投与量の問題である. スルペラゾンの投与量は通常，1g12時間おきであるが，これはどうだろうか？　なお，添付文書には「1日1〜2gを2回に分けて」と書かれているので，もっと少ない投与法すら可能である. だが，スルペラゾンに抗菌薬成分のセフォペラゾンは500mgしか入っていない（スルバクタムはβラクタマーゼ阻害薬で，アシネトバクターのような特殊な細菌には抗菌効果を示すが，一般的には補助的な存在である）.

半減期が1時間ちょっとしかないβラクタム薬を1日2回という長い投与間隔で出すのも間違いだ。じつはスルペラゾンは薬理学的に、理にかなっていない抗菌薬なのである。

■ スルペラゾンが不正解の理由【その2】：胆汁移行性云々

ここで「そんなことはない、胆汁移行性があるではないか」と、そういう反論もあるだろう。確かに、セフォペラゾンは胆汁に濃縮されやすく、胆汁／血清比が4倍以上ある。ならばよいではないか、と思ってしまいそうだが、ここはやはりライプニッツに戻る（1章【極論1】参照）。

> AがなぜAであって、A以外ではないかということを、
> 十分にみたすにたる（究極的な）理由がなければ、
> どんな事実も真ではない

なので、考えなくてはならないのはむしろ、「スルペラゾン以外の選択肢はないのか？」である。

じつは、スルペラゾン以外にも胆汁移行性のよい抗菌薬はたくさんある。例えば、アンピシリンやトリメトプリム、メトロニダゾールやクリンダマイシンも胆汁／血清比は1〜4倍と良好だ[1]。別にスルペラゾンの専売特許でもないのであり、また投与量や半減期のことも考えると、「移行率」が高くても実際に移行する抗菌薬の絶対量は少なくなるから、やはり薬理学的には理にかなっている判断とは言い難い*。

あるいは、そもそも「胆汁移行性」という概念そのものが臨床的にはさして重要でないのかもしれない。少なくとも、胆汁移行性が臨床アウトカムに寄与する、という研究を私は目にしたことがない。胆汁移行性という観点からはメロペンよりもゾシン®（タゾバクタム・ピペラシリン）のほうが有利である。

---

*ちなみに、メロペネムなどのカルバペネムの胆汁移行性は悪く、胆汁／血清比は0.25程度である。スルペラゾンがダメな場合の最後の切り札がメロペン、と思っている医師は多いが、薬物動態的にはそうとはいえないかもしれない。

■ スルペラゾンが不正解の理由【その3】：緑膿菌のカバー

もっとも，市中感染であれば一般的に私はメロペンもゾシンもスルバシリン®も使わない．すべて緑膿菌をカバーしてしまうからだ．

カバーすることは善とは限らない．カバーしてしまうことがその抗菌薬の欠点になることがある．私の師匠は，モキシフロキサシン（アベロックス®）が発売された頃，レボフロキサシン（クラビット®）と比べて嫌気性菌をカバーする，という情報を聞いて「それが長所にも欠点にもなる．嫌気性菌などカバーすべきでないシチュエーションだって多い」といみじくも述べた．そういうことである．

市中急性胆道感染の場合は，カバーすべきは腸内細菌群と嫌気性菌である．緑膿菌をいきなりカバーする必然性は乏しい．腸球菌もルーチンでカバーする必要はない．だから，緑膿菌をカバーするメロペン，ゾシン，スルペラゾンはすべてアウトだ．バンコ（バンコマイシン®）やリネゾリド（ザイボックス®）なども通常は必要ない．こういうロジックを用いるのが感染症診療では大切だ．

極論2　ぶっちゃけ　閉塞の解除がすべて

急性胆管炎に私が好んで用いるのはアンピシリン・スルバクタムである．あれなら市中の多くの腸内細菌はカバーするし，嫌気性菌も OK だ．以前は投与量と日本の添付文書に齟齬があったが，最近添付文書が改定されて，3 g を 6 時間おきという大量投与，頻回投与が可能になっている．セファマイシン系であるセフメタゾールも「あり」だが，日本の ESBL（extended spectrum beta lactamase）産生菌のほとんどはセフメタゾール感受性があり，カルバペネムをスペアするためにセフメタゾールを有効活用したい．ESBL 産生菌を強く疑えば別だが，一般的には市中感染なら「いきなり」カバーする必要はない……ことが多い．

ちなみに，セフォペラゾンには N-メチルチオテトラゾール（NMTT）基があり，凝固因子に作用して出血傾向をきたすことがある．胆道感染では ERCP（endoscopic retrograde cholangiopancreatography，内視鏡的逆行性胆道膵管造影

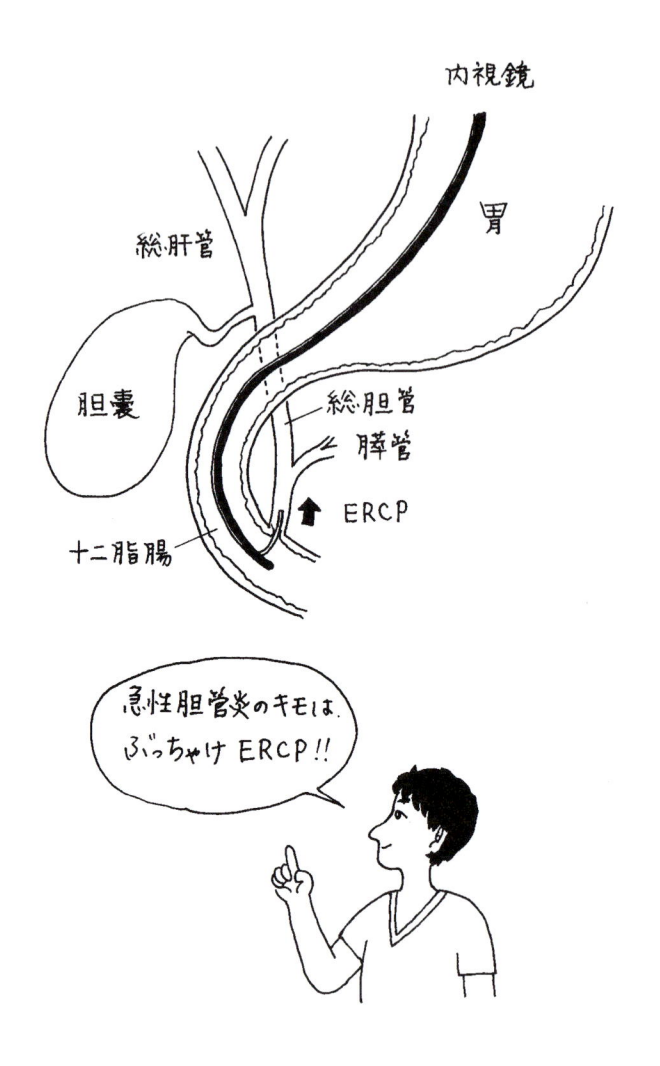

法), 胆嚢摘出, PTGBD (percutaneou transhepatic gallbladder drainage, 経皮経肝胆嚢ドレナージ) など観血的な手技をともなうことが多いので, この点も注意したい. ほかに NMTT 基をもつ抗菌薬としては, セフメタゾール (11 章【極論 3】参照), ラタモキセフ, セフメノキシムなどがある[2].

いずれにしても，急性胆管炎の肝は ERCP である．胆道閉塞さえ解除されてしまえば，たいていの胆管炎は治る．ぶっちゃけ，胆汁培養や血液培養からカバーしていなかった菌が生えてきてもたいていは治っている．逆に悪性疾患の進行などで胆道閉塞が解除できない患者がいる．こういう患者は繰り返し胆道感染を起こしており，原因菌も多剤耐性化している．生命予後も悪く，そもそも「何のために」感染症を治療するのか，目標設定からして難しいことが多い．こういう場合は，主治医と悩みながらケース・バイ・ケースで考える．

極論3　Tokyo Guideline を読んで「考える」

ところで，日本の医学者もコミットして作成した『急性胆管炎・胆嚢炎診療ガイドライン 第2版（TG13新基準掲載）』がある．その名も Tokyo Guideline である（TG13）．このガイドラインでは，「北米では耐性菌が多い」ことを理由に，胆管炎にアンピシリン・スルバクタム単独投与はしないように，と推奨している[3]．これに対して，私たちは以前反論のレターを書いている．「日本では感受性のよい菌はまだまだ多いし，実際アンピシリン・スルバクタムで治療してもうまくいってますよ．『国際』ガイドラインなんだから，北米の事情だけで決めるのはおかしいんじゃないですかね」というのが趣旨だ[4]．われわれの意見は一定の理解を得たので，この議論はおしまいになった[5]．

なので，アンピシリン・スルバクタムの投与が国際ガイドラインの推奨と齟齬があっても問題はない．日本の診療というセッティングでは，少なくとも本稿の執筆時点では，アンピシリン・スルバクタムでたいていの市中発症の急性胆管炎は治療できるはずだ．

また，ガイドラインはこのように使うべきだ．ガイドラインは吟味のため，俎上に載せるべき大切なツールである．決して蔑ろにしてはならない．全肯定や全否定することも，同様によくない．

だからガイドラインは読まないよりは読んだほうがよい．かといってガイドラインの丸呑みもプロの医師としてはいただけない．「**ガイドラインにはこう書いてある．しかし，俺は別のやり方で行く**」は，**ありなのである**．ちゃんと学理を尽くし，患者のアウトカムに寄与してさえいれば．というか，そもそもガイドラインの作成委員からして，「ガイドラインを丸呑み」することを望んでいない．臨床判断のサポートをするためにガイドラインがあるのであり，あくまでガイドラインは主治医の下位概念である．医師はマニュアルやガイドラインの下僕になってはならない．

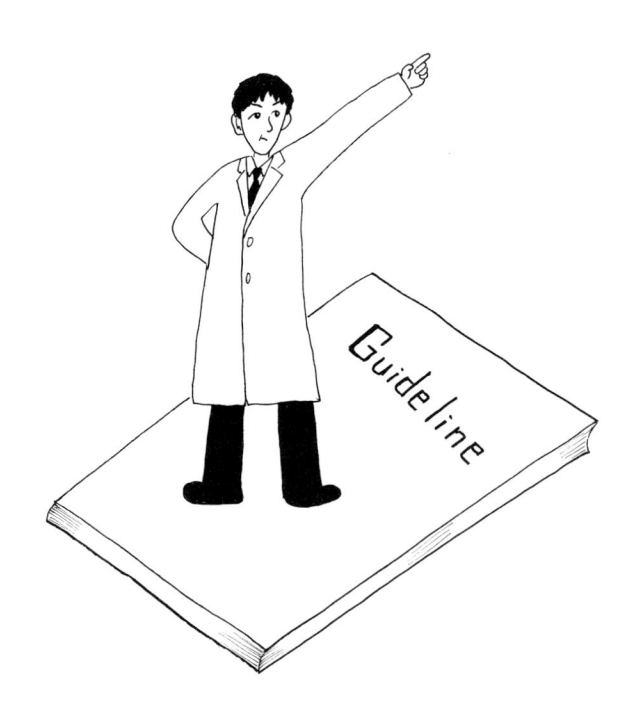

極論 4　治療期間は短くいこう

ところで，抗菌薬投与期間は近年短くなる傾向にある．もともと抗菌薬の投与期間はサイエンスの観点からいうと「ブラックボックス」といってよく，専門家の勘とか経験で決めてきたのである．しかし，

抗菌薬の投与期間は短ければ短いほどよい.
患者は喜ぶし，コスト面でも利点といえる.

急性胆管炎は3日程度の抗菌薬治療で治るのでは．ちゃんとERCPなどで胆管閉塞さえ解除できていれば……，というある専門家の意見がある．私はこの意見にわりと賛成である．ただし，現時点ではこれを支持するエビデンスを欠いているので，自分の直感をそのまま患者ケアにアプライする愚は犯せない．しかし，臨床研究のテーマとしては非常に興味深いものだとは思う．

傍証としては，最近腹腔内感染の治療期間を短縮できる，という論文が注目された．二次性腹膜炎などは7日程度の治療でよい（外科的ドレナージや洗浄がきちんと行われれば），と教科書的な記載があるが，例によってエビデンスには乏しかった．ところが，「いやいや，7日どころか4日でも大丈夫」という論文が出たので驚いた．中央値4日の抗菌薬治療と8日の治療を比較して，両者のアウトカムには差がなかったのである [6]．

現段階では断言はできないが，アナロジーは急性胆管炎にも十分通用すると思う．同様のデザインでランダム化比較試験を組み，短期間抗菌薬とコンベンショナルな（これまでどおりの）抗菌薬療法を比較する意味は大きい．誰かやってくれないだろうか．いや，私自身がやってみたいのだ．

以下の内容はほとんどすべてマーティン・J・ブレイザーの『失われてゆく，我々の内なる細菌』[7] からの受け売りである．本書はすごい本なので，微生物学者，感染症屋はぜひ読むべきだと思うし，消化器内科医とかにも絶対に読んでほしい．いや，とにかくみんなに読んでほしい．

本書は抗生物質の使いすぎによる人間の共生微生物，マイクロバイオームの喪失に警鐘を鳴らす本である．

著者のマーティン・J・ブレイザーは超一流の医学者であり，微生物と感染症のスペシャリストである．感染症のオーセンティックな教科書，『マンデル感染症の原理と実際第8版』の監修者としても知られている．

ブレイザーはもともとカンピロバクターの研究をしていた．胃で見つかるらせん菌，後にヘリコバクター・ピロリ *Helicobacter pylori* と名付けられる菌が，胃炎や胃潰瘍，さらには胃がんなど多様な疾患の原因であることをオーストラリアのウォレンとマーシャルが発見し，ブレイザーもピロリ菌の研究に従事するようになる．

ブレイザーはだから，ピロリ菌が人の疾患と強く関連していることを誰よりも深く理解している．抗生物質（など）によるピロリ菌の除菌の臨床的な意義も，当然否定しない．

さて，世の中は「ピロリがいれば，とりあえず殺せ」という圧力が強まっている．ピロリ菌は「ヒトの主要な病原体であり，除去したほうがよいという考え方は強固なものになった」のである[7]．健康な無症状なヒトでもピロリを除菌すれば，胃がんの発症を減らせる（かも）というメタ分析もある中で[8]，「ピロリがいれば，なんでも除菌」という除菌圧力が起こるのも不思議ではない．

しかし，ブレイザーはこのようなシンプルな理路（ピロリは病気の原因，だから殺せ）に満足しなかった．彼は，普通の人なら，しないであろう問いを自らに問う．

**「長く見過ごされてきた胃炎と
ピロリ菌の関連を，なぜ，ウォレンが
見つけることができたのか」**[7]

「曲がった菌」はすでに19世紀の病理学者が発見していた．しかし，昔はほとんどの人がピロリ菌に感染していたのだ．それが社会の衛生化や抗生物質の使用で「ピロリ菌をもつもの」と「もたないもの」に分類されるようになった．だから，「もっているもの」の特徴が「もっていないもの」の存在との対比によって明らかになったのである．「ウォレンらがピロリ菌と胃炎の関連を発見できたのは，ピロリ菌の陽性率が低下し，その感染が普遍的でなくなったがゆえ」だったのだ[7]．

ブレイザーはさらに考える．もともとピロリ菌はヒトと共生してきた菌である．ピロリ菌は胃に炎症を起こす．われわれは正常な胃には炎症は起きていないと考える．しかし，それは本当か．「問題の核心は，何が『正常』か，ということ」[7] ではないのか．

そこで，**ヒトの胃に住むピロリ菌が胃に炎症を起こしている姿こそがヒトの正常な姿ではないのか，とブレイザーはいうのだ．驚くべき思考の深さだ．**

われわれは割と異常と正常の違いをシンプリスティックに扱いすぎてはいないだろうか．ピロリ菌はいろいろな病気の原因である．しかし，逆に病気から身を守っている存在でもある．例えば，胃食道逆流だ．そして，バレット食道，食道がんである．ブレイザー氏

によると，「ピロリ菌が胃酸の調整を助けている」のである[7].

　ブレイザー氏はさらに，ピロリ菌が喘息の予防に寄与していると主張する．単に胃食道逆流による咳ではなく，アレルギー性鼻炎やアトピー性皮膚炎などのアレルギー疾患の多くが，ピロリ菌が起こす胃の中の炎症によって減っているのではないかというのだ．CagA陽性ピロリ菌がいれば，喘息発症率が低くなるのだ．もちろん，ピロリ菌は喘息の原因のすべてではない．しかし，たいていの疾患リスクは，その疾患の原因のすべてではないのだ．

　なので，ピロリ菌は病気の原因であり，病気から身を守ってくれる存在である．ピロリ菌は両義的な性格をもっているのである．

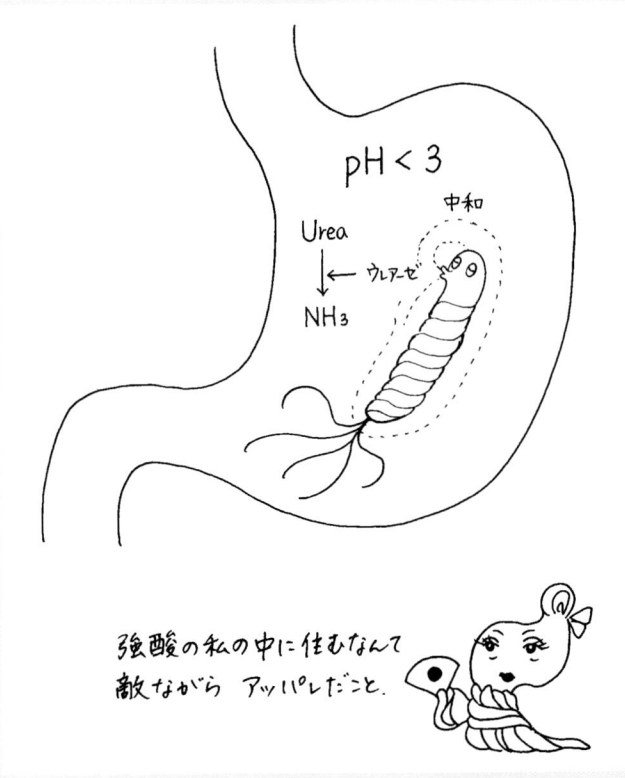

久びさの登場…，イチョウ夫人も感嘆のご様子．

本書ではピロリ菌以外のトピックも刺激的だ.

　抗生物質を積極的に用い，そしてその恩恵を誰よりもよく理解している感染症のプロがこうした書を執筆したというのが画期的だ. ブレイザー氏は一般書を書くのは今回が初めてだそうだが，2015 年の『TIME』誌の「世界でもっとも影響力のある 100 人」に選ばれたという. 本書はとても読みやすいが，その理路は緻密で「トンデモ本」のような飛躍や誇張がない. 和訳のタイトル『失われていく，我々の内なる細菌』も美しい. ぜひご一読いただきたい.

　そうすれば，私の書いた本書もさほど【極論（トンデモという意味での）】ではないとご理解いただけるはずである.

> ブレイザーが訴える刺激的なトピック
>
> ● 帝王切開を行うことで膣内の常在菌と新生児が触れ合うことが妨げられてしまう問題. 帝王切開そのものがいけないというのではない. 根拠のない帝王切開のやりすぎが，新生児に与える影響に警鐘を鳴らしているのだ.
>
> ● 抗生物質が家畜を太らせる効果があることはよく知られている. 米国人の異常なまでの肥満の増加には，セデンタリーなライフスタイルや食事の変化だけではなく，抗生物質の使用が関与しているのでは，とブレイザーは主張する.
>
> ● 1 型糖尿病やセリアックス病，炎症性腸疾患といった自己免疫疾患にも抗生物質によるマイクロバイオームの喪失が寄与しているのでは，とも本書は訴える. もちろん，よく知られた薬剤耐性菌や CDI (*Clostridium difficile* infection) の問題も本書は取り上げている.

胆管炎の治療戦略で押えなくてはいけないポイント

1　スルペラゾンは使わない
2　閉塞解除が治療の決め手！
3　ガイドラインは読め. しかし従う必要は（必ずしも）ない

●文献

1) Dooley JS et al：Antibiotics in the treatment of biliary infection. Gut. 1984 Sep;25(9):988-98.
2) 岸田直樹（監修），山田和範（著）：目指せ感染症マスター！　抗菌薬処方支援の超実践アプローチ．南山堂，2015.
3) Gomi H et al：TG13 antimicrobial therapy for acute cholangitis and cholecystitis. J Hepatobiliary Pancreat Sci. 2013 Jan;20(1):60-70.
4) Iwata K et al：Re: TG13 antimicrobial therapy for acute cholangitis and cholecystitis. J Hepatobiliary Pancreat Sci. 2014 Feb;21(2):E10.
5) Gomi H, Solomkin JS：Response to re: TG13 antimicrobial therapy for acute cholangitis and cholecystitis. J Hepatobiliary Pancreat Sci. 2014 Feb;21(2):E11.
6) Sawyer RG et al：Trial of Short-Course Antimicrobial Therapy for Intraabdominal Infection. New England Journal of Medicine. 2015 21;372(21):1996-2005.
7) Martin J. Blaser（著），山本太郎（訳）：失われてゆく，我々の内なる細菌．みすず書房，2015，123，127，128，133，141.
8) Ford AC et al：Helicobacter pylori eradication therapy to prevent gastric cancer in healthy asymptomatic infected individuals: systematic review and meta-analysis of randomised controlled trials. The BMJ. 2014 May 20;348:g3174.

10 急性細菌性腸炎の治療戦略
カンピロバクター腸炎
[*Campylobacter* enterocolitis]

極論1	カンピロバクターでは "患者を治せ"
極論2	便検査にはコツがある
極論3	カンピロバクターの除菌は "食品関係者" に絞る
極論4	ベイズを実践せよ

極論1 カンピロバクターでは "患者を治せ"

　急性細菌性腸炎で，外来で一番よく見かけるのは**カンピロバクター腸炎**[*Campylobacter* enterocolitis] だ（以下，カンピロ）．調査の方法や季節にもよるが，おそらくは全国的に，セッティングを問わずだいたいそういう感じだと思う．もちろん，今は "細菌性" に話を絞っているので，ウイルス感染は除いての話だ[1]．

　カンピロは未調理，あるいは調理不十分な鶏肉に関連していることが多いが，ほかの肉（豚肉など）でも感染する．臨床症状は水様便から血便まで意外に多彩だが，病歴はわりとワンパターンなので疑うのは難しくないことが多い．

疑った後に，どう治療するのか？

　カンピロの中で最もなじみのある *C. jejuni* はキノロン耐性菌が多い．よって，ちまたでよく出されているキノロンは，あまり効果がない．下手をすると抗菌薬

関連下痢症（CDI［*Clostridium difficile* infection］とか）を惹起しかねない．基本的に，私は入院を要しない急性下痢症にキノロンは出さないようにしている．

■ キノロンでなければ，どうするのか？

カンピロの場合はマクロライドに感受性があり，前述[1]の国立感染症研究所感染症情報センターのサイトなどでも「第一選択薬剤としては、エリスロマイシン等のマクロライド系薬剤が…」と記載がある．しかし，これは基礎医学者の目線であり，**臨床医はこういう判断をしてはいけない．臨床医にとって大事なのは，「患者が治るか」であり，「菌が死ぬか」どうかは二次的な問題である．**

古い，そしてさして質の高くない RCT だが，エリスロマイシンとプラセボの比較では，特に大きな差は見られないという報告がある（80 年代前半，つまり EBM という言葉すらなかった時代はこんなのどかな臨床試験でも『Lancet』に載っていたのだ[2]）．これは，エリスロマイシンそのものが腸を動かして下痢の原因になるからで，菌は死ぬけど下痢は止まらない，という現象はよく理解できる．ICU などでは便秘の治療にわざと使うくらいだ．

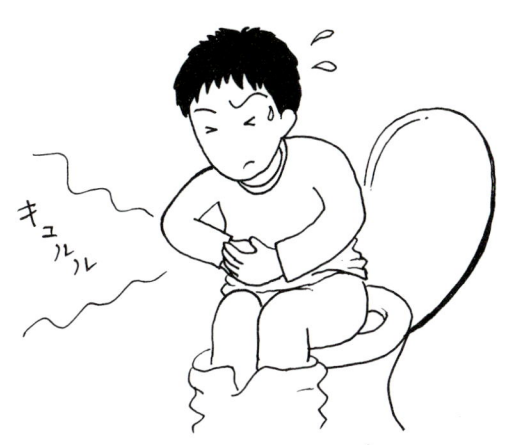

はじめは 感染による 下痢 が、
抗菌薬による下痢へシフトする
ことも ありうるので、要注意.

新しいマクロライドならどうか？

アジスロマイシンならプラセボよりもベター，エリスロマイシンは予想通りプラセボと変わらず，という小児の臨床試験の結果は出ている[3]．また，すでに述べたように，カンピロはキノロン耐性菌が多い．その耐性菌が多いとされるタイへの旅行者のカンピロに対してシプロとアジスロマイシンを比べてみると，アジスロマイシンが当然ベターではあったのだが，シプロ群でも臨床的治療失敗例は稀だったのである[4]．

これは結局，**抗菌薬が効いても効かなくても，患者はたいていよくなるってことだ**．この辺はインフルエンザに対するタミフル®（など）に例えてもいいかもしれない．忘れてはならないのは，抗菌薬使用もまたリスクだということである．動物レベルではマクロライド使用によるマクロライド・耐性カンピロバクターがすでに報告されている[5]．

イワケンはこう考える！

こういうことすべてを勘案し，私はカンピロバクター腸炎を疑ったら，臨床的に安定しており入院を要しなければ，

原則，抗菌薬を使わない

これは突飛なアイデアではなく，オーセンティックな教科書の記載と同じだ．重症感が強いとか，患者に基礎疾患があれば，**アジスロマイシンを使うかも**，である．ビブリオ *Viburio* でもサルモネラ *Salmonella* でも赤痢 *Shigella* でも同様だ．基本的にカンピロバクターに限らず，細菌性腸炎はたいていこれでいける．

繰り返すが，感染症の治療で一番大事なのは患者が治ることだ．菌が死ぬことではない．同じ原則で，重症患者や免疫抑制者には異なる対応をする．

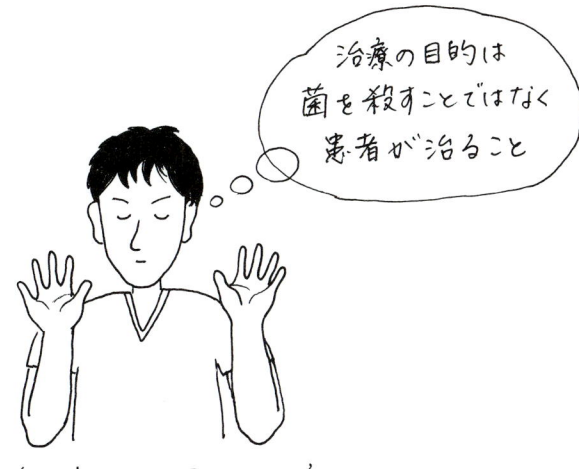

治療の目的は
菌を殺すことではなく
患者が治ること

自然,軽快する可能性が高く,
患者の状態が重症でなければ
敢えて抗菌薬を使わないのも
立派な治療選択肢の一つ

極論2　便検査にはコツがある

ところで，先日もカンピロバクター腸炎を疑った.

> 便検査を出して，技師さんにグラム染色をお願いした（「自分でやれよ」という
> ツッコミは甘受します. すみません）. ところが，ガルウイングは見え
> ないという. 私自身も検査室に行ってみたが，見えない. おかしい.

　検査前確率が高いときの検査陰性時は,当然検査の偽陰性を考えるのが定石だ.
神戸大学病院の細菌検査室のレベルは高い. トップの技師さんが「絶対に見つけ
る」とばかりに再染色してくださった. なんとわざとクリスタルバイオレットを
使わず,赤い染色だけで見るのだという（メチレンブルーの単染色というのは知っ
てたけど，こういうやり方は初耳だった）. そして，この変法で見つけました.

カンピロバクター．後に培養でも *C. jejuni* と確認．患者は対症療法（五苓散）だけで程なくよくなった．めでたし，めでたしである．

カンピロバクターは腸内でパッチ状に集落をつくっているそうで，検体によってはとても見えづらく，場所によってたくさん見えるのだそうだ．諦めずに根気よく探すと見つかることがあるという．

米国ではグラム染色の価値が低いが，私の拙い経験では，検査室でのグラム染色のやり方がそもそもまずい．技師は唾液でも平気でちゃっちゃと染色して「何も見つかりません」と報告する．じつに事務的なのだ．

もちろん，米国にも中には熱心なベテラン検査技師もいて，こういう人と一緒に仕事をすると，いろいろ教えてもらってとても勉強になる．しかし，こういう手練の技師は給料も高いのでリストラの対象になりやすい．このように米国の医療はおカネの要素が極めて大きい．手練の技師も，ビギナーの技師も，検査料金（診療報酬）は同じである．手を抜いても患者にはそうとはわからない．最近では外注も多くて，グラム染色の価値はさらに目減りしている．こうした環境下でグラム染色の検討をするから，「あんなの意味がない」とすげない結論が導き出されるのだ．

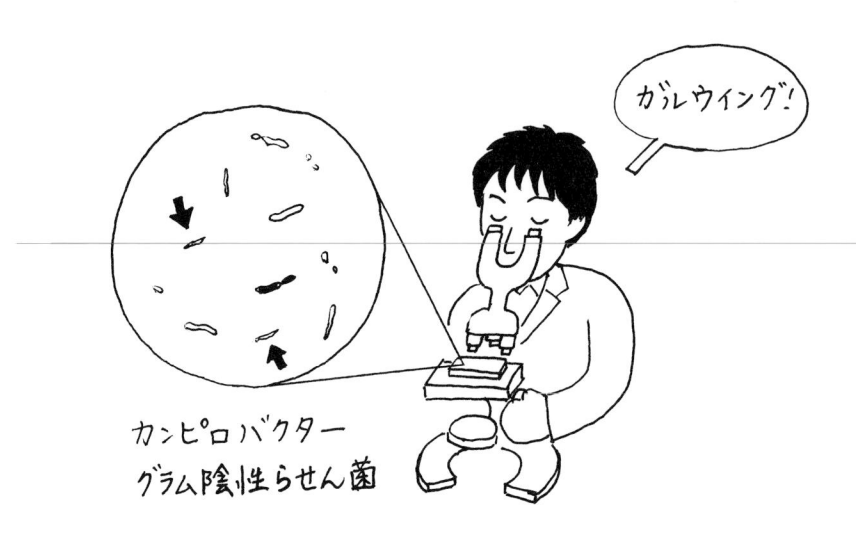

肺炎の呼吸器検体のところでも書いたが（4章【極論3】参照），グラム染色はクオリテイティブな評価が大事である．「これは名画だ」とか「この人は美人だ」というのと同じである．よって，二元論が基本の（陽性，陰性），エビデンスベイスドな吟味では評価しにくい．定量的な評価をしてもやはり評価しにくい．それはワインをパーカーポイントだけで評価するようなものだ*．

極論3　カンピロバクターの除菌は"食品関係者"に絞る

　さて，一般の方は（たいてい）カンピロには抗菌薬を使わないとして，食品関係者では，どうか．じつは食品衛生法上，カンピロバクターによる食中毒が疑われれば保健所に届けることになっている．**では，除菌は必要か．**

　サルモネラなど感染症法に規定された病原体については除菌手続きが定まっている[6][7]．カンピロバクターにはこのような規定はない．片手落ちの状態だ．私の意見では，除菌の扱いは（私の知る限り）日本独特だが，医学的には手指衛生さえしっかりしていれば食品業者であっても除菌は必要ない．そもそも扱っている食品（肉）そのものにカンピロバクターが付いているのだから，手指衛生と加熱をすれば，客への感染リスクは極めて小さいはずだ．

　とはいえ，食品衛生法は店の営業停止や禁止に関わるし，多くの保健所ではエビデンスに基づいて，というよりは「不祥事の責任回避」的に思考することが多いので，カンピロバクターに限らず，除菌を要求されることが多い．この場合は，社会通念上やむなく要請に従っている．そして，このような食品関係者以外の除菌は原則，断っている．保健所に要求されても「医学的に必要ない」と突っぱねている．公衆衛生もエビデンスに基づいてやるべきで，雰囲気とか空気で行うべきではない，と私は思うからだ．

---

*協力者[香坂]注：Robert Parker 氏が提唱するワインの100点満点のレーティング．とても影響力が大きい．ただ，ワインはあくまで嗜好品であり，そのときどきを楽しむためにあるのであって，このような「絶対的」評価はあまりなじまない（ような気がする）．

極論 4　ベイズを実践せよ

検査前確率は大事である.

事前確率が高い場合, 陰性検査は「疾患の否定」を意味しないことが多い. よって, さらに診断努力を続けるか, 見切りで診断として治療に入るか, そういう判断が必要となる. 例えば, インフルエンザの迅速診断キットは感度が低いため, 検査が陰性でも診断を否定できない (12章【極論 1】参照). よって, 事前確率が十分に高い場合は検査をしない, という選択肢はもちろんありうる. 患者は苦しくないし (あれは苦しいんです), 医師も余計な曝露を受けなくて済むし, ナースは検体を運ばなくて済むし, 技師は余計な手間が省ける. いいことばかりだ.

え? 診断書? もちろん,「インフルエンザ」と書けばよい. 疾患の診断をするのは医者だ. 検査ではない.

逆に**検査前確率が低い時は**, 検査が陽性であっても安易に診断としてはならない. 当然だ. ということは, 事前確率が十分に低い場合は, 検査結果が陽性でも陰性でも疾患の診断とはいかないわけで, そういうときには「検査をするな」という意味になる. 全くリスクのない患者の HIV や HCV の検査を術前にやったりすると, 検査偽陽性のために患者に多大な精神的な苦しみを与えることがある. 主治医もパニックになり, この騒動を収めるのは簡単ではない.

次は**感度**と**尤度比** [likelihood ratio ; LR] に焦点をあてよう. 以下, 少し長くなるけれども, ステップごとに区切って話を進める.

ステップ 1：感度とは何か？

感度は,「病気の人」を分母にし, そのうち検査陽性の人を分子にしたものだ. 分母を間違えやすいので, ここに注意する. 一方, 特異度は「病気でない人」を分母にし, そのうち「検査が陰性の人」を分子にしたものだ.

感度が高い検査は，患者を「拾い上げる」のに便利であり，検査が陰性なら病気を「除外」できる．特異度が高い検査は確定診断に便利であり，その検査が陽性であれば「病気をもっていない」と判断できる（ことが多い）．**感度は除外（rule out）に，特異度は確定診断に（rule in）に使うので**，Snout, Spin なんて覚え方を英語ではする．sensitivity は rule out に，specificity は rule in に使うのだ．

　感度，特異度「そのもの」を使って患者を評価することはできない．目の前の患者が病気をもっているのか，いないのかは事前にわからないからだ．わかっていれば診断のための検査は不要になる．　代わりに，**「陽性的中率」「陰性的中率」**を用いる．陽性的中率は「検査が陽性の人」が分母で，そのうち「病気の人」が分子だ．陰性的中率は「検査が陰性の人」が分母で，そのうち「病気でない人」が分子になる．こっちのコンセプトのほうが，感度・特異度よりも直観的に理解できる．分母は間違えにくい．

　むしろ感度，特異度は患者の属性ではなく，検査の属性を評価するのに便利だ．「その検査」がどれくらい除外，確定診断に役に立つかがわかるからだ．

☐ ステップ 2：感度・特異度を尤度比に

　感度・特異度を患者ケアに活かすためには，感度・特異度を組み合わせて尤度比にする．尤度はわかりにくい日本語だが，要するに「らしさ」のことで，英語では理解しやすい likelihood という．

感度 /（1 －特異度）が陽性尤度比 [positive likelihood ratio]
（1 －感度）/ 特異度が陰性尤度比 [negative likelihood ratio]

だ．例えば，感度 90%，特異度 95% の検査で陽性のときの likelihood ratio（以降 LR）は，

$$0.9/(1 - 0.95) = 18$$

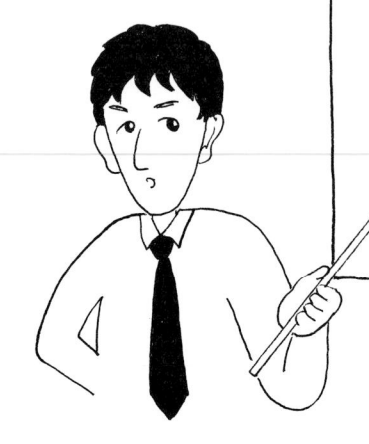

感度：真の陽性率
特異度：真の陰性率

尤度比（ゆうどひ）= likelihood

$$陽性尤度比 = \frac{感度}{(1-特異度)}$$

$$陰性尤度比 = \frac{(1-感度)}{特異度}$$

となる．ここでも日本語ではわかりにくく「比」とされているが，英語では ratio．すなわち，AとBという異なる2つの対比をした概念を用いる．

　LRの活用を考えていこう．例えば，ある病気の事前確率が60%だったとする．このとき術前オッズは事前確率（病気がある割合）Aとそうでない場合（病気がない割合，つまり（1 − 事前確率 = B）のratioとなるので，

$$A/B = 0.6/1 - 0.6 = 1.5$$

である．そして，検査後オッズは

$$オッズ（検査後）＝オッズ（検査前）× LR$$

となる．LR 18の検査が陽性ならば1.5 × 18 = 27だ．この検査後オッズ27から検査後確率を逆算してみると

$$x/(1 - x) = 27$$
$$x = 27 - 7x$$
$$28x = 27$$
$$x = 27/28 = 0.96$$

で，検査後確率は96%となる．こんな計算を毎度毎度する必要はないが，たまにはやっておいたほうがよい．

■ ステップ3：ベイズの定理の解釈

こうした考え方は**ベイズの定理**と集約されるが，これは厳密には

$$P (Y | X) = [P (Y) P (X | Y)]/P (X)$$

などと表す．これは検査が陽性 X だったときに，病気がある（Y である）確率 P（Y | E）を求める式である．検査前確率が P（Y），P（X | Y）は LR である．P（X）はここでは定数となる（この辺がよく私には理解できないので突っ込まないでいただきたい）．

　問題は，検査する前の事前確率というのは，要するに医者の「主観」である，ということである．言い換えるならば，ベイズは「主観が客観（診断）に影響を与える」と説いたのである．客観と主観は別物，という直感的な考え方からいうと，これはおかしい．というわけで，18 世紀のイギリスの牧師トーマス・ベイズのこの考え方は，20 世紀になるまで否定されたり，論争の的となっていたという．

　余談だが，感度と特異度を足して 1（100％）か，それに近い値のときは，「その検査は無意味」となる．これは「尤度比」の定義を見ればすぐわかる．例えば，感度 95％でも，特異度 5％の検査は無意味である．特異度 95％，感度 5％の検査も無意味である．どちらも陽性尤度比，陰性尤度比は 1 になり，事前確率掛ける 1 が事後確率のオッズになって，検査は「意味がない」ということになる．検査は感度だけ見ても，特異度だけ見てもダメで，両方見るのが大事なのだ．

　いずれにしても，感染症の検査においても陽性，陰性の判断は検査「そのもの」だけでは判断できず，医者の事前確率がなんぼか，という臨床判断が不可欠だ．特に感染症の場合，微生物の存在証明が疾患の証明にならないので，特に要注意だ．「MRSA 腸炎」（7 章【コラム 1】参照）のように患者から微生物を見つけて，それをもって診断の証明としてはならない．カテーテル先端を培養に出して，カテ感染（CRBSI）の診断をしてはならない．

急性細菌性腸炎の治療戦略で押えなくてはいけないポイント

1. 感染症の治療は「患者が治る」ことが目的．「菌を殺す」は手段にすぎない
2. カンピロバクター腸炎は抗菌薬なしで治療できることも多い
3. 検査の陽性／陰性はあくまでも事前確率とともに吟味する検査が診断するのではない．医者が診断するのだ

筆者談 イワケンはこう考える その2：医局と学会

感染症屋は病院でコンサルタントをやっていることが多い．私は2008年に現職に就くまで大学病院というセッティングで診療をしたことがなかった．なので，この「医局」という奇妙な制度にはいつも驚かされている．

たとえば，学会（学術集会）参加である．

学会が開催されると，当該科の医局員全員で学会参加する診療科がわりと多い．手術が中止となり，病棟は閑散とする．

おかしくはないか？　医局員が全員いなくなったり，あるいは留守番1人だけを残したりすると，その間の診療アクティビティーはガタ落ちする．手術のある外科系はなおさらだ．国立大学も独立行政法人になり，赤字を看過してよい大学病院は皆無なはずだ．

だいたい学会など，数人だけ出しておいて情報収集させれば問題はない．それをもち帰って，あとで医局員全員で共有すればよいだけの話だ．私が米国にいたときも，スタッフや研修医が重要な学会に参加するが，日常のアクティビティーを下げるレベルには絶対にしない．米国はよくも悪くも病院経営に悪影響を与えるような営為を許容しないからだ．

21世紀の現代，学会で得る「新たな情報」はほとんどなく，自分で自宅や職場で得る勉強のほうがはるかに効率的だしコストもかからない．学会に行くことに本当に意味があるのか？　このくらいラディカルに考えてみるべきだ．

もう一点，全く理解も看過もできない点がある．それは電話連絡の問題だ．

コンサルタントとして，ある患者さんの件で，とある診療科の医師と相談している．「今こういうことをやったらよいと思いますよ」とアドバイスする．すると，「今，主治医は学会に行っていて，決断できません」と留守番医にいわれる．

米国では入院が1日伸びるだけで病院が大損害なので，なんとか患者を「追いだそう」とあの手この手で入院期間を短くしようと全力を尽くす．そういうやり方がよいとは全然思わないけど，学会に主治医が行くために入院期間がズルズル伸びるというのは米国目線でいえば，あり得ない非常識だ．今の大学病院経営は甘くはない．というか，そもそも患者マネジメントに支障をきたすくらいなら，学会なんか行くな，と僕はいいたい．どっちが大事か，少し考えればわかるはずだ．

すでに述べたように，学会発表の寿命は短い．アーカイブで残るのも抄録だけだ．そも

そも論文と異なり，査読が甘々なので発表の質が低い（地方会とかやるから，さらに薄まって低いのが 日本の特徴だ）．患者や病気をゴチャゴチャ集めて「当院における何とか病の20例」みたいな「研究したふり」の発表が多く，その手の発表は学会が終わると すぐに忘れられる．そんな賞味期限の短い活動をするくらいなら，5年も6年もかけて妥当性の高いデータ解析をして，ちゃんと論文をパブリッシュすればよいのである．

論文であれば（掲載誌にもよるが）PubMedにリストアップされる．よってその論文の寿命は米国国立医学図書館（NLM）が存在する限り，（おそらく）未来永劫続くものである．労働の時間効率からいってもポスターをつくる労力よりもよほどリターンが大きい．だから，論文化しないのであればポスターはつくるべきではない（無駄だから）．

さらに一歩進んで考える．大学病院の医者は外勤とか学会参加では「絶対に」そういう時間を確保できるのに，日常生活に関わることについては全く時間を守らない．これもナンセンスなことだ．「病院業務が終わらない」からといっていつまでたっても帰宅しない．家族に迷惑をかけても平気な顔だ．しかし，こういう医者も「病院業務が終わらなかったので」学会発表ができなかったとか，座長を

ドタキャンした，という話はほとんど聞かない．要は，やる気の問題で，やればできるのである．

拙著『一秒もムダに生きない 時間の上手な使い方』[8]では，時間効率を上げる方法を前半に述べている．しかし，それは時間に追われてセコセコ生きる，ミヒャエル・エンデが『モモ』[9]で描写した時間泥棒的な営為のススメではない．だらだら病院に残って勤勉を装ったり残業代を稼ぐのではなく，時間効率をよくすることで，家族とのダラっとした団欒の時間を確保するススメである．普段時間を無駄遣いしていると，結局締め切りやらなにやらに追われて「時間に使われる」人生になる．時間は使いこなすものであり，使われるものではない．

そうして空いた時間を，例えば「思索」に使うのだ．時間に追われる毎日の一番いけないところは考える時間，内省の時間がもてないことだ．惰性と思考停止と現状維持がこうして正当化されるのである．ラディカルに考えるためにも，時間を大切にすべきだ．学会に参加して座長をやるような覚悟で時間通りに帰宅し，（例えば）愛するパートナーや子どもたちとともに食事をとるべきだ．関係ないようでいて，こういう話は全部つながっているのである．

●文献

1) http://idsc.nih.go.jp/idwr/kansen/k05/k05_19/k05_19.html.
2) Anders BJ et al：Double-blind placebo controlled trial of erythromycin for treatment of Campylobacter enteritis. Lancet. 1982 Jan 16;1(8264):131-2.
3) Vukelic D et al：Single oral dose of azithromycin versus 5 days of oral erythromycin or no antibiotic in treatment of campylobacter enterocolitis in children: a prospective randomized assessor-blind study. J Pediatr Gastroenterol Nutr. 2010 Apr;50(4):404-10.
4) Kuschner RA et al：Use of azithromycin for the treatment of Campylobacter enteritis in travelers to Thailand, an area where ciprofloxacin resistance is prevalent. Clin Infect Dis. 1995 Sep;21(3):536-41.
5) Usui M et al：Selection of macrolide-resistant Campylobacter in pigs treated with macrolides. Vet Rec. 2014 Nov 1;175(17):430.
6) http://www.toholab.co.jp/info/archive/7623/.
7) http://www.toholab.co.jp/info/archive/2380/.
8) 岩田健太郎（著）：一秒もムダに生きない　―時間の上手な使い方（光文社新書525）．光文社，2011.
9) ミヒャエル・エンデ（著），大島かおり（訳）：モモ（岩波少年文庫（127））．岩波書店，2005.

11 性感染症の治療戦略
[sexually transmitted disease; STD]

極論 1　乱用が *Mycoplasma genitalium* を強くする
極論 2　ミノマイシンは温存せよ
極論 3　ESBL 産生菌は揉めごとのタネ

極論 1　乱用が *Mycoplasma genitalium* を強くする

M. genitalium が新しい性感染症の原因として注目されている．

　M. genitalium は，肺炎の原因である *M. pneumoniae*（肺炎マイコプラズマ）と同様，やはり細胞内寄生をする特殊な細菌で，細胞壁をもたず，グラム染色で染まらず，βラクタム系抗生物質が効かない[1]．Vero 細胞の中で培養しても，培養にはとても時間がかかり，基本的には PCR（polymerase chain reaction，ポリメラーゼ連鎖反応）のような遺伝子検査（NAAT）で診断する．

　世界的には，淋菌以上，クラミジア以下くらいの頻度とされていて，男性非淋菌性尿道炎の 15% くらいを占めているとも考えられる．ほかにも精巣上体炎や直腸炎，女性の骨盤内炎症性疾患（pelvic inflammatory disease；PID）の原因にもなる．

　治療薬としては， 1 アジスロマイシン 1 g のシングルドース，日本では 2 g の SR 剤がよいかもしれない．ドキシサイクリンも使用するが，比較試験では治療効果はアジスロ以下であったので好ましい選択肢とはいえない[2][3]．しかし，近

年は**マクロライド耐性菌**も増えている．そこでキノロン系抗菌薬が注目されている．しかし，オフロキサシンやレボフロキサシンは *M. genitalium* には効果が期待できず，**2** モキシフロキサシン（アベロックス®）が，最新の 2015 年『CDC ガイドライン』で推奨している治療選択肢だ[4]．モキシは尿への移行が悪いために尿路感染には使わないが，尿道感染にはいけるわけだ．

しかし，日本ではこの**キノロン耐性菌**も増えている[5]．その場合ではキノロンでも感受性が残っている **3** シタフロキサシン（グレースビット®）が選択肢となる「かもしれない（could be）」という[6]．ただし，これを正当視する臨床データはまだ不十分だ．私としては，こういう知見を得て「*M. genitalium* にはバンバン，グレースビットや……」とはいいたくない．基本的に歴史的実績のある抗菌薬から用い，そして新薬へと移行していくのが正当なアプローチだと思う．

したがって，

M. genitalium へのアプローチ

1 アジスロマイシン

2 モキシフロキサシン
　　そして

3 シタフロキサシン

の順番だ．そもそもシタフロキサシンが期待されているのはその感受性の残っている属性のためであり，それを乱用したら，せっかくの属性が台無しになってしまうのである．こういう歴史をわれわれは繰り返してきたのであって，同じ間違いを繰り返すのは理にかなっていない．

というか，そもそも尿路感染にキノロン，というパターン認識的な医療を改めれば，マクロライドの乱用をやめれば，***M. genitalium* への感受性も戻ってくる**のではないだろうか．新しい菌への最強のアプローチは，結局普段の診療の最適化なのだ，という月並みな結論なのである．

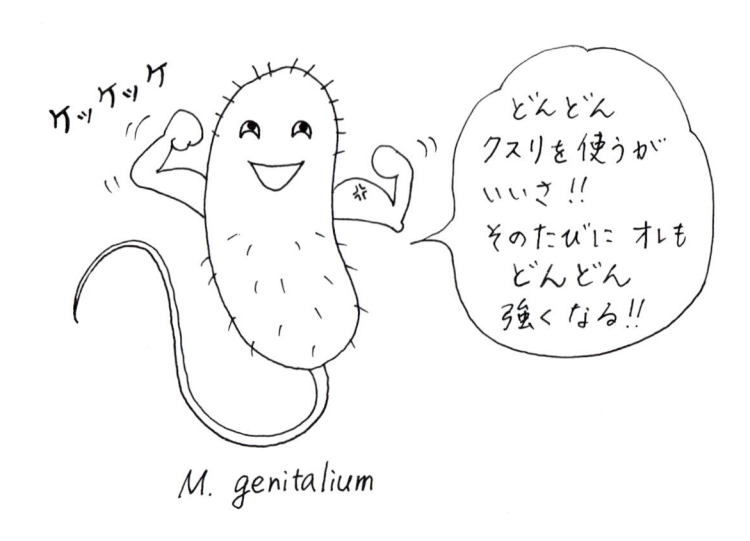

M. genitalium

極論 2　ミノマイシンは温存せよ

　そのほかの**非淋菌性尿道炎**［nonspecific urethritis］に対する治療アプローチも同様で，クラミジアやウレアプラズマに対してもアジスロマイシンがファーストチョイスだ．次いでドキシサイクリン．ちなみに日本ではミノサイクリン（ミノマイシン®）が使用されることが多いが，私は経口薬ならドキシサイクリンを優先させる．ミノマイシンが MRSA の多くに効くためであり，その属性を不要に使うことでスポイルしたくないからだ．同様の理由で，ツツガムシ病や日本紅斑熱などの治療も

ドキシ ＞ ミノ

としている．

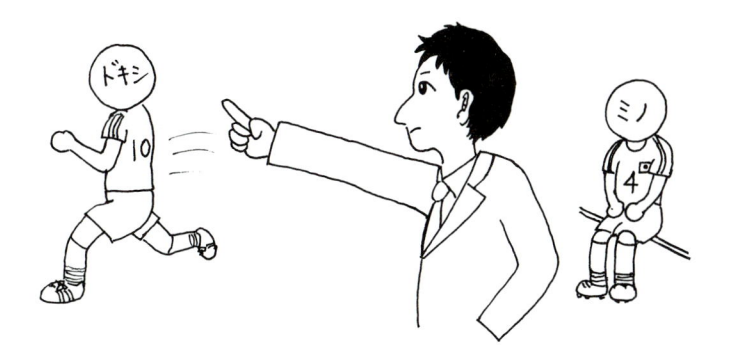

イワケンの攻め方：ミノは温存.

コラム1　こんなの，来ないほうがよいに決まってますが……

　乳幼児には歯の黄染で禁忌であるテトラサイクリン系抗菌薬だが，比較的新しいドキシサイクリンはこの副作用に関しては安全なのではないか，というデータが近年でるようになった.

　米国ではロッキー山脈紅斑熱やエーリキア症などテトラサイクリン系を要する感染症が比較的多い．そのため，小児に対してテトラサイクリン系を安全に使いたい，という要求があった[7].

　日本ではこのような需要は比較的少ないが，例えば，炭疽菌を用いたバイオテロの治療や予防に応用は可能かもしれない（こんなの，来ないほうがよいに決まってますが……）.

■ セフトリアキソンは「単剤」，それとも「併用」？

あと，2015 年『CDC ガイドライン』では，淋菌感染症をセフトリアキソンのようなセフェム 1 回注射（1 g 点滴 1 回）に加えて，アジスロマイシンを 1 g 経口で単回飲ますよう推奨している．

昔，**淋病 [gonorrhea]** がペニシリンで治療できた時代，淋菌がグラム染色で見えなくなり，尿道炎が治療されたあと，再び尿道炎が再発するといった現象がよく見られたという．グラム染色を見ても菌は見えない．「淋菌後尿道炎」と呼ばれたその現象は，**クラミジアの共感染**だと後に判明する．よって米国の STD ガイドラインでは長く，「淋菌はクラミジアも一緒に治療」が合言葉になり，マクロライドの併用が推奨されてきたのである．

ところが，淋菌やクラミジアの遺伝子検査が用意になり，淋菌単独感染と，クラミジアとの共感染を区別することはそれほど難しくはなくなった．だったら，アジスロは無駄撃ちなのであって，「セフトリアキソン単独でもいいじゃん」という発想だって生まれそうなものである．実際，『性感染症 診断・治療 ガイドライン 2011』（日本性感染症学会）[8] では，淋菌治療は単剤の治療で，クラミジア検査が陽性のときのみこちらをカバーするよう推奨している．

これに反して，2015 年『CDC ガイドライン』では，やはりアジスロマイシンの併用を推奨する．これはセフトリアキソン耐性淋菌が出てきたこともあり，併用療法によって淋菌感染治療効果を確たるものにするためだ，と説明されている．まあ，検出されにくいウレアプラズマやマイコプラズマのことも考えると，これも一理ある考え方である．もっとも，「セフトリアキソン単剤がダメだ」とも思わない．治療してから経過観察し，治療効果を判定することだって不可能ではないからだ．これは患者がフォローアップで受診してくれるか，というわりとクリティカルな問題にも依存するだろう．

私としては，現在も淋菌性尿道炎は 2 剤で治療している．が，1 剤では絶対にダメか？と問われればそんなことはない，と答えたい．たいていの問いの答えが絶対に 1 つ，ではないように．

極論 3　ESBL 産生菌は揉めごとのタネ

　肺炎桿菌や大腸菌でたまに見られる**基質特異性拡張型βラクタマーゼ** [extended spectrum beta lactamase；ESBL] **産生菌**は厄介な菌である．ペニシリナーゼの耐性が拡張され，セフェムなど多くの抗菌薬に耐性を獲得したものである．その治療薬の選択肢は限定されている．

　重症患者ではやはりカルバペネムでないとダメである．最近もカルバペネムとゾシン®（ピペラシリン・タゾバクタム）を比較して，ESBL 菌血症に対するエンピリカルな治療を検討した傾向スコア分析がジョンズ・ホプキンス大学病院（米国）の入院患者を対象として行われた．これによると，ゾシンをエンピリカルに与えられた場合の死亡リスクは 1.92 倍（信頼区間 confidence interval 1.07-3.45）であった[9]．もっとも，先行するスペインでの研究では，両者は ESBL 産生大腸菌の起こした菌血症に対して同等であったと報告している[10]．両者の違いは，前者が大腸菌以外の ESBL 産生菌を入れているためか，あるいは ESBL の地域ごとの差なのか，あるいは米国とスペインの未知の地域差なのかはわからない[11]．

　10 年以上前，私が感染症フェローだった時代から ESBL 産生菌感染症の治療は揉めている（コントロバーシャルな）領域だった．そして今も揉め続けている．日本ではセファマイシンの**セフメタゾール**が **ESBL 産生菌に感受性を残している**．というか，セフメタゾール感受性が残っている（のに，ほかのセフェムに耐性）というのが，ESBL を疑わせる感受性パターンである．

　神戸大学病院では患者の状態が安定していれば，薬剤感受性が出たあとの確定治療薬（definitive therapy）にセフメタゾールを用いている．これまでのデータ集積によると，その治療成績は申し分ない[12]．これを他の医療機関にまで落としこんで一般化するには，さらなるデータの蓄積が必要だが．

世の中にはたくさんの薬剤耐性菌が存在するが，治療薬の選択で ESBL くらい揉めているものはない．バンコマイシン耐性腸球菌（VRE）もカルバペネム耐性腸内細菌（CRE）も，そのほか多くの多剤耐性菌も，感染対策上厄介な菌であるが「どの抗菌薬で対峙すべきか」という命題で揉めることはない．それだけ面倒くさい概念なのである，ESBL というやつは．この揉めごとは今後も続きそうである．

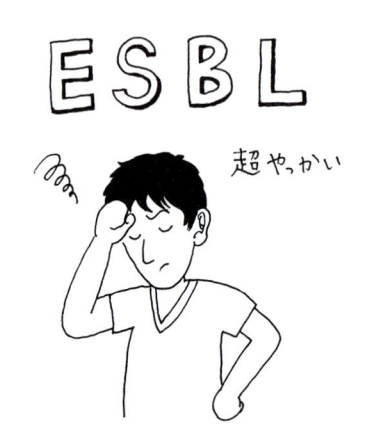

性感染症の治療戦略で押えなくてはいけないポイント

1 性感染症でも「パターン認識」はご法度！
2 ESBL はややこしい

●文献

1) Manhart LE: Mycoplasma genitalium. An emergent sexually transmitted disease- Infect Dis Clin N Am. 2013;27:779-792.

2) Mena LA et al: A randomized comparison of azithromycin and doxycycline for the treatment of Mycoplasma genitalium-positive urethritis in men. Clin Infect Dis 2009;48:1649-54.

3) Schwebke JR et al: Re-evaluating the treatment of nongonococcal urethritis: emphasizing emerging pathogens--a randomized clinical trial. Clin Infect Dis 2011;52:163-70.

4) 2015 STD Treatment Guidelines（http://www.cdc.gov/std/tg2015/default.htm）.

5) Kikuchi M et al: Remarkable increase in fluoroquinolone-resistant Mycoplasma genitalium in Japan. J Antimicrob Chemother. 2014 Sep;69(9):2376-82.

6) Deguchi T et al: Sitafloxacin: antimicrobial activity against ciprofloxacin-selected laboratory mutants of Mycoplasma genitalium and inhibitory activity against its DNA gyrase and topoisomerase IV. J Infect Chemother. 2015 Jan;21(1):74-5.

7) Doxycycline for Rocky Mountain Spotted Fever: Safe for All Ages（http://www.medscape.com/viewarticle/844926）.

8) http://jssti.umin.jp/pdf/guideline-2011.pdf.

9) Tamma PD et al：Carbapenem therapy is associated with improved survival compared with piperacillin-tazobactam for patients with extended-spectrum β-lactamase bacteremia. Clin Infect Dis. 2015 May 1;60(9):1319-25.

10) Rodríguez-Baño J et al: β-Lactam/β-lactam inhibitor combinations for the treatment of bacteremia due to extended-spectrum β-lactamase-producing Escherichia coli: a post hoc analysis of prospective cohorts. Clin Infect Dis. 2012 Jan 15;54(2):167-74.

11) Perez F, Bonomo RA：Editorial commentary: Bloodstream infection caused by extended-spectrum β-lactamase-producing Gram-negative bacteria: how to define the best treatment regimen? Clin Infect Dis. 2015 May 1;60(9):1326-9.

12) Fukuchi et a: Cefmetazole for bactermia caused by ESBL-producing Enterobacteriacae comparing with carbapanems presented at IMED 2014, Vienna, Austria.

12 インフルエンザの治療戦略
[influenza]

　かつてインフルエンザは現象であった．冬に流行する高熱．咽頭痛，体の節々の痛み，寒気．普通の風邪よりもずっと重たい症状で，隣に布団があったら潜って寝込んでしまいたい．こういう症状が短期的に起き，5 日もたつとすっきりよくなってしまう．「5 年前からインフルエンザで」なんて慢性化することはまずない．これが「現象」としてのインフルエンザだ．

　インフルエンザの語源はイタリア語で *influentia* すなわち「**影響する**」という意味であったそうだ．何の影響かというと，お空のお星様の影響であったという．中世の学問のツートップは占星術と錬金術だったのだ．もちろん，当時の占星術や錬金術は現代の目から見ると非科学的といえようが，占星術から派生したのがケプラーやニュートンといった天文学，物理学の知見であるし，錬金術がその後の化学を発展させたとも考えられる．

　まあ，それはさておき，当時のインフルエンザとはそのような理解のされ方だったのである．なにしろ，感染症とか微生物という概念すらなかった時代なのだから，仕方がない．

感染症が感染症，すなわち微生物が起こす疾患だと確定されたのはコッホ以降である．しかも，光学顕微鏡ですら見えないウイルスの同定は，さらに難航したのである．1918年にインフルエンザの世界的流行が起きた（いわゆるスペイン風邪）．そのときに気道検体から検出されたのが *Haemophilus influenzae*，**インフルエンザ菌**である．インフルエンザ菌とは紛らわしい名前だなあ，と思った方も多いと思うが，要するにこのときの勘違いが紛らわしいネーミングの遠因だ．**インフルエンザウイルス［influenza virus］**がインフルエンザの原因とわかるのは1930年代のことである．

極論 1　迅速キット ＜＜＜ 臨床像

　電子顕微鏡でウイルスが同定されても，インフルエンザの診療そのものは長く変化しなかった．診療現場での簡単な診断方法がなく，また治療薬もなかったからだ．パーキンソン病の治療薬であるアマンタジンには抗インフルエンザ活性はあるが，インフルエンザAにしか効果がなく，また副作用も多い．日本では長くこの使用の承認も取れていなかった．インフルエンザ治療には実質的には用いられてこなかったのである．

　事態が一変するのは1990年代からである．迅速インフルエンザ診断検査が開発され，これが普及する．オセルタミビル（タミフル®）のようなノイラミニダーゼ阻害薬が次々と開発，承認されるようになる．これまで「ウイルスですね」とぼんやり診断，治療していた疾患が，検査キットの特異的な赤い棒でピッと診断できるようになり，そしてインフルエンザウイルスだけに効く特異的な治療を提供できるようになったのだ．「現象＝コト」に対する対症療法から，「ウイルス＝モノ」の診断と，その「モノ自体に対する直接的な治療＝やはりモノ」への変遷が起きたのだ．

　医者は好奇心が旺盛だ．このような便利な道具が手に入ると，いろいろ試したくなってくる．程なく，これまではインフルエンザと考えていなかった微熱，鼻

水のような症状でも診断キットを使うと，ピッと赤い線．じつはインフルエンザだったということが判明する．冬以外の季節でもピッとやると，やはりインフルエンザ．インフルエンザウイルス感染は思っていたよりもずっと幅の広い疾患だったのである．あちこちで，「こんなインフルもあった」「あんなインフルもあった」とインフルエンザ疾患概念の拡大拡張がなされるようになった．

　その一方で，迅速診断キットの問題点も指摘されるようになった．感度が低いのである．特に発症直後はよくない，というので初日に検査陰性だと「翌日また来てください」と次の日に受診させて，もう一回検査をするような医師まで現れるようになった．布団をかぶって寝ていたい，そんなしんどい疾患の患者さんには気の毒なことである．発症初期は特に低い感度だが，その後も特段感度が上がるわけもなく，メタ分析ではインフル診断キットの感度はせいぜい，6，7割との結論が出された[1]．つまり，**迅速診断キットだけではインフルエンザ診断は十分にできないのである**．

　検査陽性を診断証明と勘違いしているケースは未だに多い．検査陰性が診断除外だという勘違いも同様に多い．インフルエンザ診療において，臨床像の把握よりも診断キットの結果が優先される，という皮肉が起きるようになる．

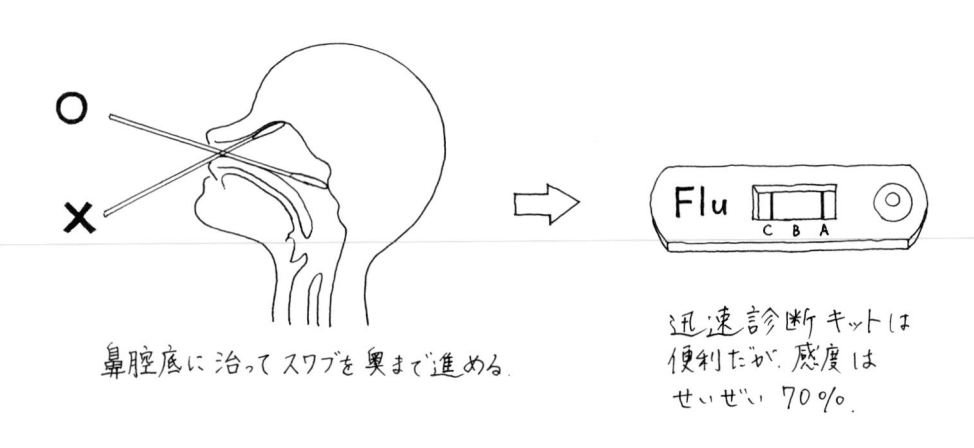

鼻腔底に沿ってスワブを奥まで進める．

迅速診断キットは便利だが，感度はせいぜい 70%．

極論2 症状がなければ治療もできない

そもそも，典型的なインフルエンザの症状がない，軽症例の場合にタミフルのようなノイラミニダーゼ阻害薬の意義とはどういうものだろう．古典的なノイラミニダーゼ阻害薬の効果は，「症状が1日ばかり早くよくなる」である．きついインフルの症状が24時間でも早くよくなるのなら「御」の字，と考える発想はよい．そのためにタミフルを処方してもよいともちろん私は考えるし，実際に出してもいる．しかし，微熱や鼻水といった微妙な症状に対してタミフルは妥当な治療薬であろうか．たとえ，その原因がインフルエンザウイルスだったとしても，である．もし妥当でないとしたならば，そもそもそのような患者に迅速検査をする意味はあったのだろうか．

コラム1 統計の誤用，再び

ところで，日本感染症学会は抗インフルエンザ薬の使用について提言を行っている[2]．2009年のパンデミックにおいて日本でのインフルエンザ死亡が少なかったのは早期受診と早期治療のおかげであるという論拠で，全例において抗インフルエンザ薬を用いよ，という提言である．

しかしながら，新型インフルエンザの死者数が少なかったのは日本だけではない．オランダ，フランス，ドイツなど早期受診や早期のタミフルを推奨していなかった国々でもやはりインフル死亡は少なかった．

そもそも，こういうときに「死亡率」で議論するのはおかしい．医療へのアクセスがよい日本では軽症でもすぐに受診できる．受診して診断されれば，それは患者にカウントされる．つまり，分母が大きくなる．分母が増えれば，死亡「率」が減るのは当たり前だ．自宅で自然治癒したケースが多い国と「率」で比較するのはナンセンスだ．

よって，インフルエンザ「全例」にタミフル（など）を使う，というのは「日本における死者を減らす」という観点からはやや無理がある．前述の軽症例の存在を考えると，さらに無理がある．というか，パンデミックでも季節性でも，インフルエンザの大多数を占める感染の形は不顕性感染であることがわかっている[3]症状がない対象にタミフルを飲ませるのもナンセンスである．

結局，インフルの感染があるかないか，ではなく，「どういうインフルか」が重要なのである．ここにきて，「モノ」から「コト」＝現象への回帰を必要とするのである．

タミフルは近年のメタ分析で，重症化や入院防止にある程度効果があることが期待されている．従来の臨床試験では，タミフルを製造しているロッシュが臨床データの情報公開を十分していないという点から批判されてきた．そこで，そうした「非出版のデータ」を含めたメタ分析が行われた．これによると，タミフルの処方により，インフルエンザの症状が改善されたといった，これまで知られていた利益に加え，呼吸器合併症や入院の減少が得られることがわかった．ただし，タミフルの服用により悪心嘔吐という副作用も有意に増加した[4]．

　症状の改善に要する時間は中央値で17.8時間（ITT解析），下気道合併症にて抗菌薬を必要とするリスクは絶対リスクで3.8%減（4.9% vs 8.7%），入院は絶対リスクで1.1%減（0.6% vs 1.7%），副作用では，悪心は3.7%増（9.9% vs 6.2%），嘔吐は4.7%増（8.0% vs 3.3%）であった．これは成人患者だけを対象にしたもので，小児については同じことがいえないかもしれない．

　いずれにしても，タミフルはインフル患者に対して一定の重症化予防効果をもちそうである．ただし，そのエフェクトサイズは大きくない．また，タミフル群のほうが副作用に苦しみやすい(当たり前だ).そうすると,リスクと利益のトレードオフ，という問題になる．

極論3 「岩田モデル」で二元化してみてはどうか？

　タミフルの備蓄も問題だ．2009 年にパンデミック・インフルエンザ，いわゆる新型インフルのときに備蓄した大量のタミフルも使用期限を過ぎて破棄される予定になっている．それも以前の使用期限を 5 年から 7 年に，さらに 7 年から 10 年にと 2 回も延長したにもかかわらず，である．6 800 万人以上分のタミフルが無駄になってしまう公算が高いのだ．備蓄には総額約 1 560 億円が投入されてきたという（毎日新聞，2015 年 6 月 8 日）．

　このことを考えると，

タミフル（など）は出すか，出さないか　の 二元論で議論するのはおかしい

ということになる．

　だいたい，医学の世界ではたいていの二元論は間違っているのだ．よって，大切なのは「どういう人物がタミフル（など）を必要としているか」という考え方である．死亡リスクが高い，肥満，妊婦，喘息，免疫抑制など，重症化が懸念される人たちはなんといってもタミフル（など）を必要とするだろう．そうでない元気な患者では，むしろタミフル（など）の副作用のリスクのほうが大きいのかもしれない（前述のメタ分析はそれを示唆している）．

RIDT「岩田モデル」

　このような疑問から私たちが創りだしたのが，漢方薬を診療に組み込むという診断モデルであった[5]．ここでは，インフルエンザ診断の検査前確率を50%以上，未満という二元論で（あえて）分ける．すなわち，「インフルっぽい」「インフルらしくない」という医師の直観（直感ではない）で二分する（図1）．

　事前確率が50%以下なら迅速検査を行い，陰性であればインフルではないと判断して，対症療法や漢方薬処方を行う．陽性であればインフルとして，タミフルなどの抗インフルエンザ薬を用いる．

　事前確率が50%以上のとき，迅速キットの意味は小さい．検査陰性でも感度の低い検査のため検査後確率はあまり下がらないからだ．よって，迅速キットは用いず，麻黄湯などのインフルエンザに効果が期待できる漢方薬を用いる．

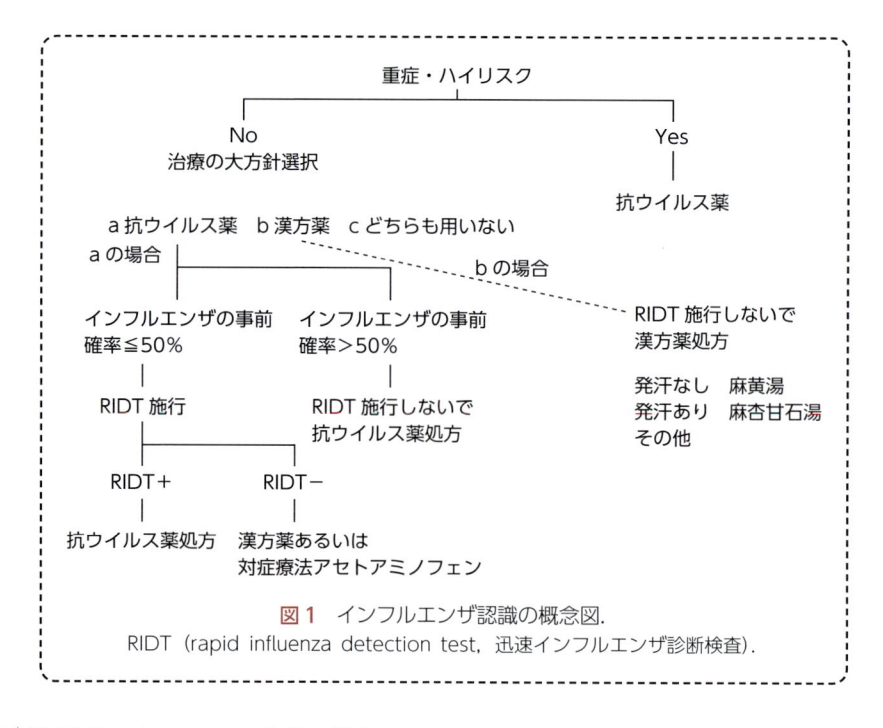

図1　インフルエンザ認識の概念図.
RIDT（rapid influenza detection test, 迅速インフルエンザ診断検査）.

仮にインフルエンザウイルス以外のウイルス感染症でも，漢方薬なら「証」さえ合っていれば問題ない．従来の「現象としてのインフルエンザ」に回帰するのである．もちろん，患者が希望すれば，タミフルなどを処方してもよい．これは細菌感染症であれば，エンピリカルな治療になぞらえることができよう．

　重症例や喘息，妊婦といった重症化のリスク因子がある場合は，抗ウイルス薬を用いる．入院が必要ならばラピアクタ®（ペラミビル）のような点滴薬を素直に用いる．

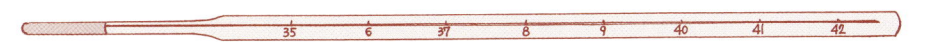

　もちろん，私たちの概念図はあくまでも演繹法を活用した仮説にすぎない．仮説は帰納法による検証が必要だ．だから，現段階でこのような診療方法が正しいと声高に主張するものではない．「こういうやり方もあるのではないか」と提案するだけだ．しかし，それをいうのであれば感染症学会の提言だって，机上の演繹法にすぎないのであって，帰納的な検証はなされていないのである．学会の製薬業界との利益相反の問題は脇へ置いたとしても，である．

　よって，この問題はデータをさらに集め，解析し，そして対話を重ねていく必要がある．自説の正当性を必要以上に誇張し，それ以外の説を全否定したり開示するチャンスをつぶすような真似をせずに，対話は続けられねばならない，ということだ．

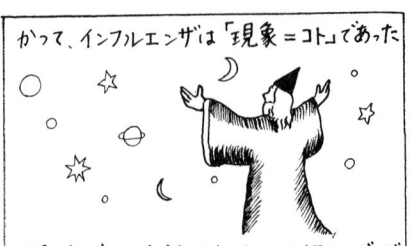

かつて、インフルエンザは「現象＝コト」であった

1990年代、迅速診断キットやノイラミニダーゼ阻害薬の登場により、「ウイルス＝モノ」へのパラダイム変遷がおきた…。

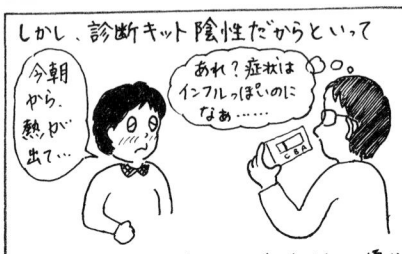

しかし、診断キット陰性だからといって

今朝から、熱が出て…

あれ？症状はインフルっぽいのになぁ……

必ずしもキット結果を臨床判断に優先させることはなく、「インフルでない」とは言い切れない

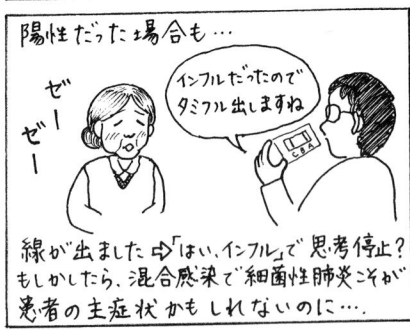

陽性だった場合も…

ゼー ゼー

インフルだったのでタミフル出しますね

線が出ました ⇔「はい、インフル」で思考停止？もしかしたら、混合感染で細菌性肺炎こそが患者の主症状かもしれないのに…。

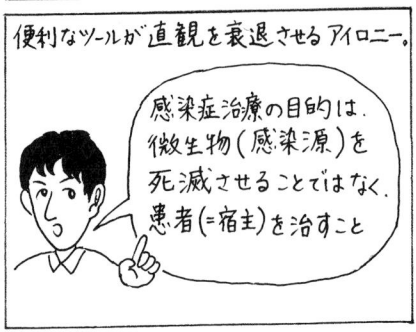

便利なツールが直観を衰退させるアイロニー。

感染症治療の目的は、微生物（感染源）を死滅させることではなく、患者（＝宿主）を治すこと

極論 4 エボラ対策も元はインフルエンザから

ファビピラビル（アビガン®）という日本で開発された薬がある。エボラ出血熱に対する特効薬として注目を集めた。本来この薬は、インフルエンザの治療薬として開発され、承認されたものだ。しかし、200 mg 錠の本剤は、初日に1 600 mg 1 日 2 回（1 日 16 錠）、翌日から 600 mg 1 日 2 回（6 錠）飲まねばならない。かなりのピルバーデンだ。さらに、肝機能異常や尿酸値の上昇など、抗ウイルス薬としては副作用も多い。動物実験で催奇形性が確認されているために妊婦には禁忌であること。精液にも検出されるため、男性への投与終了後 7 日間は、コンドームの着用などが必要な点が問題だ。

エボラ出血熱に対して本剤が有効な薬かどうか、本稿の執筆段階では臨床試験のデータがまだない。ドイツで本剤を使用しようとしたが、エボラに特徴的な激しい嘔吐下痢、肝機能異常のために患者は服用できなかった[6]。飲めない薬は効かないため、本剤の立ち位置は不明なままだ。

いずれにしても、一部のメディアで示唆されたような「エボラはアビガンで大丈夫」というシンプルな回答は出せないことは間違いないだろう。ましてやインフルエンザに使うのは、よほど限定的なケース以外でなければ考えられない。

エボラ出血熱でもっとも大事なのは、1 日 10 リットルも水分が失われる激烈な嘔吐下痢に対する全身管理（輸液と電解質補正）や二次的に起きる敗血症のマネジメントなどである。 感染症診療のエキスパティースも大事だが、集中治療とか救急診療のエキスパティースが診療面ではより重要だ。こういう専門性を有していなければ、アフリカなどでの流行地でもエボラ診療はできない。日本の一類感染症指定医療機関は大丈夫だろうか。こういう観点からも、ウイルス感染症治療の根源は「現象」にあるのだ。

「薬」は人間の健康のあり方を激変させた. 私は『サルバルサン戦記』[7] を書いていてそれを強く実感した. だから, 私は創薬という営みにものすごく敬意を払っている. 創薬に携わる人々にも最大級の敬意を払っている. 秦佐八郎という人物を心から尊敬するように, 現代の創薬関係者も心から尊敬している.

さて, 昨今医者と製薬メーカー関係者との付き合い方についていろいろな議論がなされている.「医療において薬は必要不可欠であり, 製薬業界を全否定するのは間違っている」という意見を医者側から聞くことがある. 全くそのとおりだと私も全面的に賛成する.

しかし, 医者は薬を施設に採用したり, 処方したり, あるいは講演で宣伝したりと絶対的な権限をもっている. 製薬業界はこの権限を最大限に利用し, 自社利益を追求しようとする. 医療・医学において診療界と製薬業界は対等な立場にあるはずだが, 金銭的利益という観点から両者にはラテラリティーが存在する. そのラテラリティーを利用して, 製薬業界は医者を誘惑し, 医者はそれに見事にひっかかる.

営業活動を行う MR はプロの営業者であり, プロのビジネスマンである. 自社製品を売り込むための才能に秀でており, 訓練も受けている. しかし, 医者のほうはこうした営業活動に抗う訓練など受けておらず, そのような才能も所与のものではない (そういう才能は大学入試や医師国家試験では検定しない). 前者は営業のプロであり, 後者はアマチュアである. プロとアマチュアが対峙した場合は「勝負にならない」のが一般的である.

ところが, 多くの医者は「自分たちは MR にはだまされない. ちゃんと情報を取捨選択して吟味している」という.「自分たちはダマされない」と固く信じこんでいる人物は, 詐欺師にとってもっともたやすく騙すことが

できるカモだというのに. 騙すのが難しいのは「俺は騙されているんじゃないか」と常にビクビク怯えているような人物なのだから.

マーシャ・エンジェルの『ビッグ・ファーマ 製薬会社の真実』[8] によると, 2001 年の米国の MR は総勢 8 万 8 千人. そのコストは 55 億ドルであった. 日本円にして何千億円という出費は, 商売のための必要経費なのである. 2002 年の米国の処方薬の売上高は 2 千億ドル. きちんとリターンしてもらっているのである.

日本における製薬業界の MR に関した営業コストは 1 兆 4 千億円といわれる[9]. こちらも, ちゃんとリターンがあるから出されている出費である. プロの営業者がこれだけ金をかけてわれわれを接待し, 自社の製品を売り込もうと努力している.

バイアスなしに相対情報を提供する MR は, まずゼロである.「皮膚軟部組織感染症には, うちの第三世代なんとかマイシンよりも値段が安くて PK 的に有利で, しかも安価なセファレキシンのほうがベターですよ」という MR はまだ見たことがない. よって, 薬について情報を得たければ, 薬のプロで利益相反のない薬剤師さんを活用すればよい. 薬剤師さんは A, B, C, D, E という薬を相対的に見ることのできるプロであり, MR よりもはるかに妥当性の高い情報を提供してくれる. また, 薬剤師とはそういう存在であるべきである.

サッカー選手とレフリーの関係のように, 医者と製薬業界も誠実に, プロフェッショナルに, 互いをリスペクトして医療・医学の発展のために協働していきたいものである. まず今からすぐできることとして, MR に対して, ちゃんと敬語を使うこと, から始めるというのはどうだろうか.

インフルエンザの治療戦略で押えなくてはいけないポイント

1 インフルエンザの診断は医者が行う．検査ではない

2 治療薬を1つと決めつけない．アルゴリズムも有用

●文献

1) Chartrand C, et al: Accuracy of Rapid Influenza Diagnostic Tests: A Meta-analysis. Ann Intern Med. 2012 Apr 3;156(7):500-11.
2) http://www.kansensho.or.jp/guidelines/110301soiv_teigen.html.
3) Hayward A C, et al: Comparative community burden and severity of seasonal and pandemic influenza: results of the Flu Watch cohort study, The Lancet Respiratory Medicine（http://www.thelancet.com/journals/lanres/article/PIIS2213-2600(14)70034-7/abstract）.
4) Dobson J, et al: Oseltamivir treatment for influenza in adults: a meta-analysis of randomised controlled trials, The Lancet（http://www.thelancet.com/journals/lancet/article/PIIS0140-6736(14)62449-1/abstract）.
5) 岩田健太郎ほか：インフルエンザ診療における意思決定モデルの開発．現象と治療に立脚した診断方針の試案．日東医誌 Kampo Med Vol.64(2013)No.5 289-302.
6) Kreuels B et al: A Case of Severe Ebola Virus Infection Complicated by Gram-Negative Septicemia. New England Journal of Medicine. 2014 18;371(25):2394-401.
7) 岩田健太郎（著）：サルバルサン戦記 秦佐八郎 世界初の抗生物質を作った男（光文社新書）．光文社，2015.
8) マーシャ・エンジェル（著），栗原千絵子・斉尾 武郎（監訳）：ビッグ・ファーマ 製薬会社の真実．篠原出版新社，2005.
9) http://blog.alco.co.jp/archives/2358.

13 HIV/AIDS の治療戦略

[human immunodeficiency virus; HIV]
[acquired immunodeficiency syndrome; AIDS]

　HIV/AIDS 診療は複雑であり，生半可な勉強で行うべきものではない．最終章を飾る本稿だが，本章のみ「基本がわかっている」方々のみを対象にするので，HIV/AIDS 診療に深くコミットしない，という方は読み飛ばしていただいて構わない．また，それくらいのコミットメントがなければ，**ART [anti-retroviral therapy，抗レトロウイルス療法]** には手を出さないほうがよいかもしれない*．ART の原理原則みたいなところはすっとばすし，通常用いられる ART の略語も本稿ではそのまま用いる．

　ただしこれは，専門家以外は HIV/AIDS 患者に手を出すな，という意味ではない．どんな医者でも HIV/AIDS 患者を診ることができる．さらにいうならば，基本的に HIV 感染者と非 HIV 感染者での医療上の違いなどほとんど存在しない．HIV 患者専用の歯科ドリルなど必要ないし，HIV 患者専用の手術室や術技や術式は存在しない（すべきではない）．まだ HIV/AIDS に対するスティグマが激しかった 1980 年代には，米国ですら「HIV 感染者は手術しない」と公言する外科医も

＊ HAART 療法（highly active anti-retroviral therapy）の略語.

いたそうだが，現在はこんなことを口にしようものならば，さすがにバッシングの嵐だろう．

　幸か不幸か，日本には HIV/AIDS 患者は米国に比べると圧倒的に少なく，多くの医療者はその存在に遭遇したことがない．未知の存在は恐怖を惹起し，思考停止を惹起する．「HIV 検査陽性になったので『即刻』この人，神戸大に転院させてください」といってくる病院管理者や「HIV 陽性ならこの腹膜炎は治療できません」と堂々と発言する外科医が未だにいて，閉口する．よくも悪くも，日本の医療は HIV/AIDS に慣れていない．

　冒頭に述べた通り，ART の扱いは複雑で難しいから専門家の守備範囲だ．しかし，それ以外は HIV 感染者といえども普通の人なのだから，普通どおり自分のエクスパティースを発揮して治療に邁進してほしい．「HIV 感染があるから，私は私の専門性を発揮できる領域でもこの患者は見ません」だけは医療者として倫理的に，そして医師法の応召義務的（つまり法律的に）に許容できない悪事なのだ．

極論 1　ART はツルバダとストックリンから

　私が『抗 HIV/ エイズ薬の考え方，使い方，そして飲み方』[1]を上梓した 2011 年，患者にも読めるように工夫した本書では，ART（anti-retroviral therapy，昔の HAART）を，

**とりあえずツルバダ，ストックリン．
それだけ．**

と説いた．ツルバダ®，すなわちテノホビルとエムトリシタビン（ストックリン®）という 2 つの NRTI ［nucleoside analogue reverse transcriptase inhibitor, 核酸系（ヌクレオシド / ヌクレオチド）逆転写酵素阻害薬］の合剤と，エファビレンツという NNRTI ［non-nucleoside reverse transcriptase inhibitor, 非

核酸系逆転写酵素阻害薬］による 3 剤併用療法だ.

　しかし，さすがに「それだけで OK」とはいわない. HIV/AIDS 診療の進歩は極めて速い. かつて「死の病」であった疾患がこれほど劇的に予後を改善し「天寿を全うできる（かも）」といわれるようになる. このような激変は他領域ではほとんど見られない. もっとも，近年では C 型肝炎診療がこれと同じか，それ以上の激震をもたらしそうだが（なにしろ，あちらは「治癒」しますから）.

　新しい治療薬が開発され，古い薬を駆逐していく. こうして HIV 診療はどんどんバージョンアップしていくのだが，基本的には 1990 年代のカレトラ®（ロピナビル・リトナビル）という**プロテアーゼ阻害薬（PI）**が出てきた時点で原理的な完成をみたと思う. 要するに，2 剤の NRTI をバックボーンとし，そのほかの薬 1 剤をキードラッグとする 3 剤併用療法である. 現在も新たな新薬が次々と開発されているが，戦略原理はこの当時と変わりない.

　NRTI にはたくさん種類があるが，初期の NRTI は副作用が多かった. 私の場合，特に d ドラッグと呼ばれた ddI（ジドブジン），d4T（サニルブジンあるいはスタブジン），ddC（ザルシタビン）は，もう使っている患者がいない. 現在はほとんどツルバダ（TDF/FTC）であり，思考原則としては「なぜツルバダが使えないか」という理由づけが必要になる. 一番多いのが，テノホビルによる腎機能障害などの副作用で，2 番目に多いのがエムトリシタビンの耐性獲得だが，ウイルスのフィットネスを残す意味で，新たな NRTI（など）を足しながらも FTC は残すことが多い. ツルバダを使わない患者も，私の中では少数派だ.

　AZT（レトロビル）や 3TC（ラミブジン），ABC（アバカビル）といった NRTI は少数派だが，今でもときどきは使っている. もともとこういった薬に乗って，うまくいっている患者ならば，変更の必要性を認めないからだ. あくまでも新薬のアドバンテージは副作用や飲みやすさといった観点からで（2 章【極論 4】参照），こうした困難がない患者の場合は「古い薬＝ダメな薬」ではない.

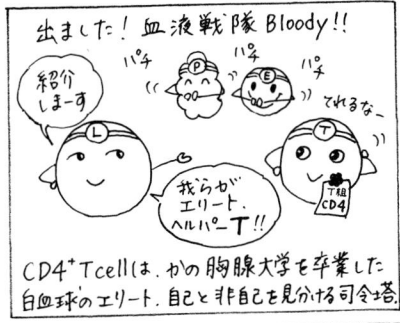

CD4⁺ T cell は、かの胸腺大学を卒業した
白血球のエリート。自己と非自己を見分ける司令塔。

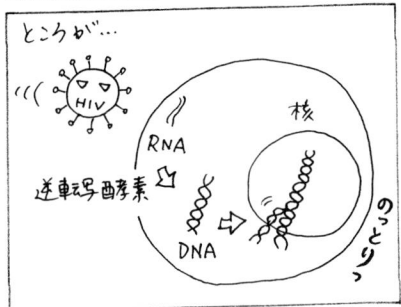

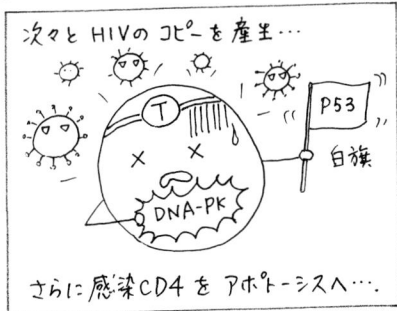

さらに感染 CD4 を アポトーシスへ…。

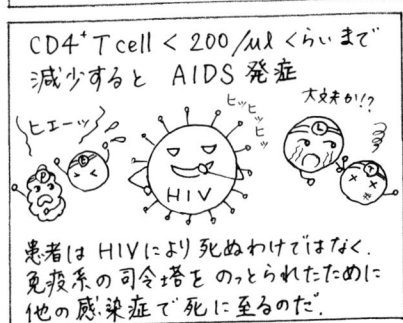

患者は HIV により死ぬわけではなく、
免疫系の司令塔を のっとられたために
他の感染症で死に至るのだ。

　じつは ART のキードラッグではエファビレンツが効果を示すエビデンスがもっとも豊富である．しかし，最新の『DHHS HIV 治療ガイドライン』（DHHS，米国保健福祉省）は，これが推奨薬から外されることになった．この辺の事情は，HIV/AIDS のエキスパートであり，本ガイドライン作成にも関わっている Paul Sax のブログが分かりやすいので，訳出して転載する[2]．

【新しい HIV 治療ガイドライン，一時代の終わり】

新しい『米国保健福祉省（DHHS）HIV 治療ガイドライン』が出た．Alice Pau の技工に満ちた監修もあり，これは「must-read」な文献だ．まあ，288 頁もあるのだけれど，この中にはいくつかの大きな変更点がある．特に大きな変更点が「What to Start」のところに書かれている．

- 「推奨レジメン」はよりコンパクトになった．なんとたった 5 つしかない．特に，TDF/FTC と DTG，あるいは EVG/c，あるいは RAL（これで 3 つ）．ABC/3TC/DTG（4 つ），さらに TDF/FTC に DRV/r だ（5 つ）．
- HIV RNA 量が低い患者に限定されていたレジメンは，今回は「代替薬」の TDF/FTC/RPV か，「その他」（ABC/3TC に EFV，ABC/3TC に ATV/r）に移された．
- TDF/FTC に ATV/r は今回「代替」レジメンに降格．これはまあ，ACTG5257 のせいだ．
- TDF/FTC/EFV は今回「代替」レジメンに降格．これは飲みやすさのところが大きい．

私はガイドライン作成委員なので，そこは差し引いて考えて欲しいのだけれど，とりあえず個人的な意見をここでは書く（委員会のではなく）．特に最後のやつにはいくつかコメントしとこう．エファビレンツの「推奨」から「代替」への降格だ．私にとっても，これは結構でかい話だ．

　最初に EFV のいいとこ．この薬は 1998 年という大昔に FDA（米国食品医薬品局）に承認されたんだよね．

1. 臨床試験では，EFV はウイルス学的に，ほかの薬に比べていつもベターか引き分けだった．何年も，何年も．私は今でも覚えているのだけれど，**EFV がインジナビルを打ち**

負かしたときはショックだったな．インジナビルは強力なプロテアーゼ阻害薬．こんな結果を誰が想像しただろう．その後，EFV は数多くのガチンコ勝負（head-to-head study）で勝ち，あるいは引き分けてきた．この成功は EFV がインテグラーゼ阻害薬（特にドルテグラビル）と比較されるまで続いた．でも，着目すべきは，この比較ですら EFV のウイルス学的失敗率はやはり低かったってことだ．ベースで HIV RNA が高く，CD4 が低い患者にこんなに一貫してよかった薬がほかにあるだろうか？

2. **エファビレンツは半減期が長く，**毎日飲むことを忘れていても，**それを（じつに親切に）許してくれる．** EFV はじつに寛大で，実際の研究によると，**週にたった 5 日飲むだけ**でも，あるいは**1 日服薬量を減らしたって**大丈夫みたいなんだ．もちろん，私たちはそういう戦略をお勧めするわけではない．でも，EFV ベースのレジメンに則って，ときどき飲み忘れちゃうって，外来で告白する患者っているよね（たいていは副作用のせいだが，まあそれはまた別の話だ）．それでも彼らはウイルスのコントロールはうまくいっている．

3. HIV 治療はどれも安くないが，**TDF/FTC/EFV は，今日あるほとんどのほかの初期治療レジメンよりも安い．**

4. **エファビレンツは（TDF/FTC か TDF/3TC とともに）地球規模ではデフォルトの初期治療薬だ．** たいていは単一の錠剤に収まっており，1 日 1 錠飲むだけでよい．この意味するところは大きくて，当たり前なんだけれど，HIV 感染者の大多数は米国に住んでるわけじゃないんだよね．

で，何が問題かって？　それじゃなんで今回は「代替」で，「推奨」じゃなくなったのか？私の考えでは，私たちが進歩して「副作用を改善する」モードに入ったからだと思う．今や選択肢はたくさんあり，これらは患者により優しい．医者としても，治療前の副作用に関する教育や対策をスキップできるし．特に，以下参照．

1. EFV とインテグラーゼベースのオプションを比較した臨床試験は全部，中枢神経系副作用が後者において有意に少なかったと報告している．すでに述べたように，**ドルテグラビルとのガチンコ勝負**では，副作用による薬剤中止という点で DTG に軍配が上がった．同じことは，**EFV が RPV と比較された**ときも起こった．ウイルス価が低いグループにおいては，RPV はベターだった．飲みやすかったからだ．

2. **EFV を始めた患者のほとんど全員が，開始 1，2 週で，重症度はまちまちながら何らかの中枢神経系副作用を起こしている．** でかいプレゼンの前日（いや，1 週間前でも）とか，旅行とか，ほかの人生の大事なイベントでは，これは困る．ほとんどの患者では，こうした中枢神経系副作用は数週間でなくなってしまう．でも，少数派ながらへんてこな感じが長く残ってしまう人もいる．浮動感，変な夢，朝のフラフラ感．患者の中にはこういう症状に慣れてしまって，生活の一部として受け入れている人もいるけれど，薬をやめてみて，どれだけ自分がおかしかったか分かるって人もいる．（ちょっと話はずれるけれど，EFV を昼間に飲む少数派はどうなってんだろう？　いつも不思議に思うな）．

3. 稀だけれど，もっと深刻な中枢神経系副作用が起こることがある．特にうつ病だ．4つのランダム化比較試験をあとから分析してみると，**EFV ベースのレジメンに振り分けられた患者は 4 倍以上の自殺か自殺念慮のリスクが比較群に比べてあったのだ**．全体では絶対リスクは低かったけれど，十分に重大な副作用で，うつ病の既往がある患者にこの薬を使うときには，特に注意が必要だ．観察コホート研究や副作用報告データは同様の関連性を見出していないけれど，そういうデータから見つけるにはトリッキーなんだよね．実臨床では，私たちは EFV を精神疾患のある患者には使っていない．
4. **ID/HIV の医者はみんな，この薬を飲めなかった患者，とにかく飲めなかった患者を知っているはずだ**．しかもそれは，うつ病のためではない．はいはい，個人的体験タイムだよ．私のはこんなのだ．その患者は仕事が運転手なんだけど，すぐに EFV を飲んだら運転中に注意散漫になるのが分かっていたっていうんだ．あと，ほかの人は夢があまりに鮮明すぎて，幻覚と（それも不快なやつ）と区別できないっていうんだ．もちろん，とても楽しい鮮明な夢だってある．私のお気に入りは，自分のキッチンが抜群にリフォームされたって夢だ．戸棚や電化製品まで全部特別なものを選んだのだそうだ．彼女が階下に降りたとき，汚れた古いキッチンがそのまんまだったのを見つけて，どんなにがっかりしただろうね．

　はいはい，私にもまだ EFV ベースの治療にのってる患者さんはいるよ．とても元気だし，ほかの薬に変えたくもない．そりゃ，いいんだ．変える理由もないしね．でも，要するに私はTDF/ETC/EFV を，これから HIV 治療を始めようって人に，もう 3 年近くも出してないんだ．ほかにももっとたくさんよい選択肢があるんだもの，今は．だからこそ，

進歩するのはよいことなんだよね！

極論 3　ゲーム理論でひも解く ART

　上記のガイドラインの推奨薬からは PI もほとんど外され，ダルナビル／リトナビル（DRV/RTV）しか残っていない．ダルナビル以上の PI がないため，初期治療薬としてほかのをあえて使う根拠が乏しくなったためだろう．同様のことは，エファビレンツ以外の NNRTI についてもいえる．要するにエファビレンツ以上の NNRTI は出なかったのだ．剤形の大きさとか，マイナーな利点はあったとしても．

　あとはすべてインテグラーゼ阻害薬（INSTI）だ．インテグラーゼ阻害薬がな

んで INSTI と略すのかは，日本語的にはピンと来ないが，integrase strand transfer inhibitor の略だからだ．HIV はレトロウイルス（RNA ウイルス）であり，逆転写酵素を用いて DNA 鎖になる．インテグラーゼはこの DNA 鎖（すなわちストランド）をヒト細胞の核内に移動し，ヒト DNA に取り込む（インテグレート）するのを助ける．

じつはインテグラーゼ阻害薬にはいくつかあるが，アイセントレス®（ラルテグラビル）やエルビテグラビル，テビケイ®（ドルテグラビル）は，このストランドの移行を阻害する特別なインテグラーゼ阻害薬で，開発中の薬にはこれ以外のインテグラーゼ阻害薬もある．だから INSTI なのだ．という説明らしい．

創薬サイドからはもっともな見解だが，診療者としては覚えにくいことこのうえない．プロテアーゼ阻害薬が PI なのだから，インテグラーゼ阻害薬は II（アイアイ）とすべきだ．日本人にも覚えやすいし．アーイアイ．

『DHHS HIV 治療ガイドライン』で推奨されるインテグラーゼ阻害薬は 3 種類．一番古いアイセントレス（ラルテグラビル；RAL）．3 剤合剤であるスタリビルド®に入っているエルビテグラビル，そしてテビケイ（ドルテグラビル）である．スタリビルドは TDF/FTC/EVG/c で，c とはコビシスタットのことである．ドルテグラビルにも 3 剤合剤はあり，これはトリーメク®である（ABC/3TC/DTV）．

スタリビルドに入っているコビシスタットは薬物動態上（PK）ブースト作用がある薬で，PI におけるリトナビル（ノービア®）によく似た存在だ．よって，ほかの薬との相互作用が（当然）多い．CYP34A の強力な阻害薬である．抗結核薬やスタチン，ベンゾジアゼピン系といった HIV/AIDS 患者が使いそうな薬との併用が禁忌になっている．

また，尿細管からのクレアチニンの分泌阻害を行うため，クレアチニンクリアランスが低下したように見える（腎機能は下がっていない）．これはバクタ®（ST 合剤）でも同じことが起こる．ただし，腎機能障害がある場合は慎重投与である．

さて，上記を踏まえて，どうアプローチするか．

アバカビルでもっとも怖いのは過敏症候群（hypersensitive syndrome）である．過敏性においては HLA B * 5701 陽性者に多いことがわかっている．日本人の保有率は 0.1％と低いが，日本国内にも外国人患者もいる．白人，ヒスパニック，タイ人に特に多く，黒人では多くないといわれている．東アジア人ではアバカビル過敏症の疑いの患者すべてが HLA B * 5701 陰性であった．本稿の執筆時点で HLA B * 5701 検査を行うことができる施設は国内ではかなり限られており，その意義もはっきりしない．

いずれにしてもアバカビル過敏症のリスクはあるわけで，HLA 検査を行うにしても行わないにしても，その問題を頭の隅に置いておく必要はある．もちろん，いったんアバカビル過敏症を診断したら再度の使用は絶対禁忌である．私は基本的に過敏症「疑い」の患者でもアバカビルを再投与することはない．米国にいたとき，病歴聴取が不十分でアバカビル過敏症患者に再投与され，ICU で亡くなった患者を見たことがある．私自身が処方者ではなかったのだが，恐ろしい合併症なのだと認識を新たにしたものだ．

また，ABC/3TC はウイルス量が 10 万コピー /mL 以上の場合の治療効果が落ちる懸念，心血管系疾患の合併症の懸念が示されている．これらについては反論する研究もあり，また日本の診療においてどこまで意味のあることなのかも不明だが，頭に入れておくべき事項ではある．

これに対して，テノホビルは腎機能障害や骨密度の低下といった副作用が問題である．前者は深刻な問題だが，後者の臨床的な意義は不明である．逆にいえば，腎機能が正常であれば，ウイルス量にかかわらずテノホビルを選びやすいので，私はテノホビルを選ぶ．テノホビルが使えない，あるいは失敗した場合に選ぶのがアバカビルだ．

③ そして，キードラッグである．私のファーストチョイスは今でもエファビレンツ（ストックリン）だ．薬効ははっきりしていて，歴史的にも長い評価がされている薬だ．ただし，精神疾患をもっている．薬物やアルコールの乱用がある．そのほか，精神的な何らかの懸念がある場合は選ばない．金銭，職業，人間関係など，何らかの自殺企図のリスクを感じる場合も選ばない．また，閉経していない女性には普通は選ばない．将来妊娠する可能性があり，そのときの催奇形性が懸念されるからだ．この仮説には反論もあるが，わざわざあえて使う理由にはならないと思う．ちなみに，そのほかの NNRTI を私は使わない．使う必然性に乏しいためだ．

Paul が指摘するように，エファビレンツ処方初期にフラフラ感や変な夢を見る患者は多い．しかし，ずっと飲めない患者は少数派だ．しばらく経つと消えてしまうことの多い一過性の副作用である．だから，大多数の患者はこのレジメンで行ける．患者にダメ出しされたら，同じ NRTI を継続しつつ別のキードラックに替える．

Paul の指摘はしごくもっともではあるのだが，しかし，私は今でも初期治療にエファビレンツを優先させている．

エファビレンツが使えないとき，私が現在選択するのはラルテグラビル（アイセントレス）か，ダルナビル／リトナビルである．前者は副作用が少なく，薬物相互作用が少ないので使いやすい．後者は薬物相互作用が問題になるときは使いにくいが，副作用は少なくて耐性プロファイルの情報量が多いのが強みである．アタザナビル，ロピナビル・リトナビルといったほかの PI も継続して処方しているが，新規で用いる必然性はほとんどなくなった．

ちなみにプリジスタ® 800 mg 錠は 1 896.5 円とノービア 100 mg 錠（110.2 円）と合わせても比較的リーズナブルな値段である．コストの観点からはアイセントレスよりもアドバンテージがある（2015 年 7 月現在）．

ラルテグラビルについていうと，インテグラーゼ阻害薬の中では歴史が長いのがよい．長年使っている薬は，予期せぬ副作用に怯える必要が小さいからだ．ただ，ラルテグラビルの最大の問題点は 1 日 2 回投与である点だ．その点が困る患者（多くは仕事の都合）では，ドルテグラビル（テビケイ）を用いている．こち

らは1日1回投与でよい.

　では，なぜテビケイを最初から使わないのか，という問いについては，歴史が浅く，長期使用のもたらす意義が分かっていないことと，あるいは未知の薬物相互作用の可能性や未知の薬剤耐性メカニズムの存在を否定できない点がある．もちろん，こういうのはどの薬にもつきものだが，研究の蓄積は古い薬のほうが多い．当たり前だ．

　ラルテグラビルとエルビテグラビルには交差耐性があり，片方の耐性化はもう一方を使用できないことを意味しやすい．一方，ドルテグラビルは両剤耐性の場合でも使用できる．このアドバンテージは，私の価値判断においては，ドルテグラビルはほかのインテグラーゼ阻害薬が使用できなくなった場合の最後の砦として用いるべきである，という結論を導く．逆ではない．すでに述べたように，薬剤耐性に関する遺伝子研究は現在も続いており，新しい薬剤耐性メカニズムが発見されつづけている．よって，新薬については簡単に「耐性が出にくい」という結論を下すのはよくないと私は思う．

　ところで，ラルテグラビルやエルビテグラビルが耐性を獲得した場合は，ドルテグラビルは1日1錠から，1日2回の複数回投与にしなければならない．なので，1日1回のアドバンテージを失ってしまう．

　ラルテグラビルを使うなら，最初から1日2回飲める，という患者に限定しなければならない．ラルが飲めなくて耐性化して,「やっぱ1日1回がいいよ」となったときに，テビケイは使えないのだ．エルビテグラビルを使うくらいなら，最初からテビケイのほうがいいわけで．

　いずれにしても，1日1回のアドバンテージを活かし，かつテビケイの「砦」という恩恵を甘受したいのなら，やっぱ最初はエファビレンツでしょ，ということになる．

　こういう，いわゆる「ゲーム理論」的な，複数のシナリオを多重的に想定し，検討する作業はとても大切だ．私は詰碁も詰将棋も知らないけれど，いろいろなパターンの患者を想定して，どういう順番が妥当な処方かはよく考える．

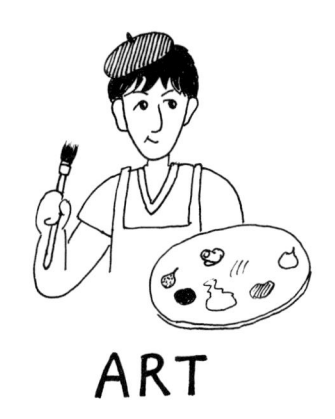

　ときに，アイセントレス 2 錠で 1 553.6 × 2 ＝ 3 107.2 円，テビケイ 1 錠で 3 262.6 円であるから両者に大きな差はない．しかし，ストックリンの 1 916.9 円よりはずっと高い（2015 年 7 月現在）．序論に書いたように，ART のコストは，**現在も増え続ける患者に対する ART を持続可能なものにするためにも大切な観点だ．タイに行ったときは患者の ART 選択において常にコストが考慮の対象に入っていた．それを「けしからん」と考える時代は，過去のものになっている．私たちは現在の患者のみならず，未来の患者にも責任を負うているからだ．**

　すでに述べたように，スタリビルドはコビシスタットが厄介である．歴史的な実績でいえばラルテグラビルのほうがよい．よってスタリビルドよりもラルテグラビルを用いたレジメンのほうを私は優先する．1 剤で，というのなら，そのときはトリーメクを用いればよい．エルビテグラビルは薬理学的にドルテグラビルに劣るインテグラーゼ阻害薬だと結論している．よって，エルビテグラビルを使うくらいなら，ドルテグラビルを選びたい．

　もっとも，諸外国と異なり，日本の患者は錠数を少なくすることに拘泥する患者はさほど多くないと感じている．むしろ錠剤の大きさのほうが飲みにくさを左右する大きなファクターだ．ストックリンは昔，200 mg カプセル 3 つだったのだが，600 mg 錠にしてピルバーデンは減った．が，「昔のほうが飲みやすかった」という患者は少なくない．3 剤こねて大きくするのは日本人患者にはあまり向いていない戦略のように思う．その証拠に（というべきかどうかは知らないが），海外では発売された Trizivir®（ABC/AZT/3TC），Atripla®（TFV/FTC/EFV）は日本未発売である．コムプレラ®（TDF/FTC/RVP）は 2014 年に発売になったが，あまり需要は高くないようだ．1 日 1 錠にすること「そのもの」を目的とする患者はいたとしても，少数派に属すると私は思う（医者が誘導しない限り）．

◻ 治療戦略「big picture」

　前述が私の治療戦略だ．今後も ART に新しい新薬が参入していく．しかし，その場合もコストや長期の安全性，有効性を考えると，すぐに既存薬に入れ替える，という態度はとりたくない．新薬は，非劣性試験の本来の理念同様，従来の薬をはるかに上回る長所があり，その値段を払ってでも変えたい，と思わせない限りは，変えたくない．

　例えば，テノホビルのプロドラッグ，tenofovir alafenamide（TAF）は従来のテノホビルよりもずっと少ない投与量で済むため，骨と腎に対する副作用が少ないことが期待できる．スタリビルド（TDF/FTC/EVG/c）と，スタリビルドのテノホビル部分を TAF に変えた場合の比較試験では，48 週後のウイルス抑制では（非劣性試験で）引き分け，血中クレアチニンやタンパク尿，骨密度というサロゲートマーカーでは TAF 群のほうがベターであった．ただし，血中脂質は TAF 群のほうが高かった[3]．こうした副作用のデータはすべて「サロゲートマーカー」である．もっというならば，ウイルス価すらサロゲートマーカーである．これが「真のアウトカム」とどのくらい関係があるかがまず気になる．CKD（慢性腎疾患）や透析の必要，あるいは骨折の有無などが真のアウトカムだ．

　それに，テノホビルのジェネリックが導入されるようになったら両者のコストの差は明らかである．TAF のほうが TDF より安全だ（安全かもしれない），というだけでは不十分だ．TAF がそのコストを正当視できるくらい TDF より安全だ，といえねばならないのだ．それに B 型肝炎共感染への効果など，確認すべき事項はたくさんある．

　もちろん，こうした見解には異論もあろう．これが絶対のやり方だと主張する気は毛頭ない．ただ，HIV 治療に携わる各人は治療戦略をもたねばならない．HIV/AIDS だけでなく，すべての疾患の治療において．そのためには「なぜ私はこの ART にするのか」「なぜほかのものにしないのか」という説明責任を自分自身と患者，そして社会に行う必要がある．

これらの考え方は原則論に過ぎず，実際にはあれやこれやの事情でさまざまなヴァリエーションが生じうる．例えば，薬剤耐性ウイルスの場合は，耐性検査の結果に応じた処方が必要になる．HIV 薬剤耐性頻度は北米，欧州などでは低下傾向にある[4]．もっとも，日本ではむしろ増加傾向にあるという[5]．

　ただし，その薬剤耐性遺伝子変異保有率は NRTI で 5.5 %，NNRTI で 0.8 %，PI で 2.5 %と高くはない．治療開始前の遺伝子検査は多くのガイドラインで推奨されるところであり，私たちも行っているが，耐性ウイルスの存在により治療失敗や治療変更を強いられることは，比較的稀である．むしろアドヒアランスや副作用の問題で治療変更を強いられるケースのほうが圧倒的に多い．だから，今後もアドヒアランスや副作用の問題を克服すべく，新しい抗レトロウイルス薬は開発され続けるだろう．本来の意味での「非劣性試験」が行われ，新しい薬は古い薬を少しずつ凌駕し，駆逐していくに違いない．

　しかし，それはシンプルにしてナイーブな「新発売の何とかに切り替え」という形であってはいけない．抗菌薬と異なり，長期投与が原則の ART は新しい副作用が見つかったからといってコロコロ交換するのは好ましくない．**ART 使用は常に長い射程をもち，現在の，そして未来の患者のあり方を見据えたうえで「大きな絵（big picture）」を考慮しながら行うべきだ**．まあ，big picture が必要なのはすべての疾患においてもそうなので，別に HIV/AIDS に限定的な話ではないのだけれど．

HIV/AIDS の治療戦略で押えなくてはいけないポイント

1　HIV/AIDS は難しい．生兵法は怪我のもと
2　HIV 感染者も普通の人．診療拒否の根拠にしないこと
3　根拠なく新薬に飛びつかない．コストのことも考える

■勧善懲悪は感染対策の敵

福知山線脱線事故が起きたのは 2005 年である。当時私は千葉県の病院にいたが，この事故が兵庫県に落とした暗い影は大きい。10 年経った今でもよく話題にのぼる。

2015 年 4 月 8 日の神戸新聞によると，JR 西日本は事故を受けて体質改善に取り組み，責任追及型から原因究明型に認識を改める，と表明した。しかし JR 西労組が行ったアンケートでは，ヒューマンエラーへの対応について，当社員の 3 割強が未だに「責任追及と感じる」と答えたという。要するに，いっていることとやっていることが違うのである。

責任追及型にすれば，「悪いやつを懲らしめる」カタルシスは得られるが，問題そのものが隠蔽されて「なかったこと」にされたり（特にヒヤリハット），表面的な当事者だけが糾弾される蜥蜴の尻尾切りになる。けれども，一番大切な原因究明は曖昧なままで，同じパターンのエラーが構造的に繰り返されるようになる。だから，「罪を憎んで人を憎まず」で，徹底的に原因究明＝「何が起きたのか，なぜ起きたのか」だけに焦点を絞り「誰が悪かったのか」という観念を捨象する必要がある。

けれども，「水戸黄門」に代表されるように，**日本人は「悪い奴らをまず懲らしめる」的なエートスを刷り込まれている**。だから，かなり意図的に，意識的にこうしたエートスを捨象しないと，ついつい「責任追及型」に戻ってしまう。日本で M&M（mortality and morbidity，死亡／合併症）カンファレンスがうまくいかない，としばしば指摘されるのは，そのためだ。もちろん，日本でだって M&M カンファを上手にやる方法はあるのだけれど，それにはかなり強固な意識改革と技術的な訓練を必要とする。

①責任追及よりも原因究明

私が亀田総合病院にいたときは，M&M というネガティブな呼称を避け，日本独特の価値観も加味した **KAIZEN カンファ**というものを行っていた。問題のあったケースを徹底的に掘り下げ，問題の根っこを探り出し，2 度と同じことが起きないよう，皆で知恵をシェアするというやり方だ（根本原因分析 root cause analysis，[RCA]）。

現在でも神戸大感染症内科でこのような取り組みは定期的に行っている。一昨日も他科の医者ととあるケースを徹底的に洗い直し，さらなる診療の質を高める工夫を行った。

こういう場所ではもちろん，個々の医者が「悪いやつ」として責められることは絶対にない。うちのスタッフも後期研修医もこのような「原因究明型」の問題発掘，問題解決の方法論を毎日の回診で習得させられる。よく考えてみれば，感染症診療そのものが「問題発掘」「原因究明」「問題解決」の繰り返しなのだ。

しかし，JR 西日本のエピソードが象徴するように，このような原因究明型のプラクティスは医療の現場では稀有といってよい。原因究明と責任追及がセットになっていることがほとんどだ。いや，原因究明のほうはお留守になってしまい，「すみません，今後は気をつけます」という意味のない言葉を引き出して終わりなんてことも多い。そもそも「すみません」で再発が防止できるのなら，医療安全なんて部署は必要ない。

責任追及型の問題解決をしていると組織は隠蔽体質になる。それでなくても，日本の病院は医師からのインシデント報告が圧倒的に少ないのである。というか，日本ではインシデント報告は「悪いやつ」が反省しながら出す事実上の始末書と化している。これは日本

医療機能評価機構の責任も大きい．ここでつくるインシデント報告システムのひな形が，報告者がどのような人物で，どのような資格があってといった内容を詳細に調査し，改善策まで提案させているからだ．これはインシデントレポートというより，始末書ではないか．

インシデントレポートは傍観者であっても「何月何日にどこそこでこういうことがあった」と報告すれば，それでよい．簡単に書けて，簡単に提出できるものでなければ，忙しい日常診療で出せないものだ．詳細は医療安全部門が調査すればよいのだ．インシデントを上げるのに，悪いという自覚も，カミング・アウトする勇気も関係ない．報告者の身分や立場も関係ない．傍観者であってもインシデントは上げることは可能だし，上げるべきだ．

② 3 割打者は 7 割打てなかった

野球のバッターは 3 割打てれば，よいバッターである．しかし，このバッターは別に「3 割打とう．ほかの打席は打てなくてもよい」と考えているわけではあるまい．すべての打席でヒットを打とうと全力で取り組み，その結果として 3 割なのだ．残りの 7 割はぼーっとしていようと思う選手は，そもそも 3 割に届かない．

そして，ここが肝心なのだが，かのまっとうな 3 割打者は必ず打てなかった 70％の打席についてもちゃんと，分析，検討しているはずである．「なぜ打てなかったのか」を考えるはずである．そして，「ここがいけなかったのだ」という原因も見つけだすはずだ（あるいはコーチあたりが見つけるはずだ）．

勝ちに不思議の勝ちあり
負けに不思議の負けなし

というけれども，打てなかった打席で「原因がない」ということはあり得まい．必ず失敗の原因はあるのだ．もちろん，70％打てなかったという理由でこの選手を解雇するチームは愚かである．しかし，その打てなかった打席をうっちゃっておくのもやはり愚かなチームである．

これが「こと」と「ひと」との分断である．3 割打てるバッターは高評価の対象となり，もちろん叱責には当たるまい．しかし，それはそれとして「なぜ打てない打席は打てなかったのか」を真摯に検討し，分析し，そしてその原因を探すのがプロの態度である．

感染対策において「できている」といった瞬間，それはできなくなってしまう．必ずで

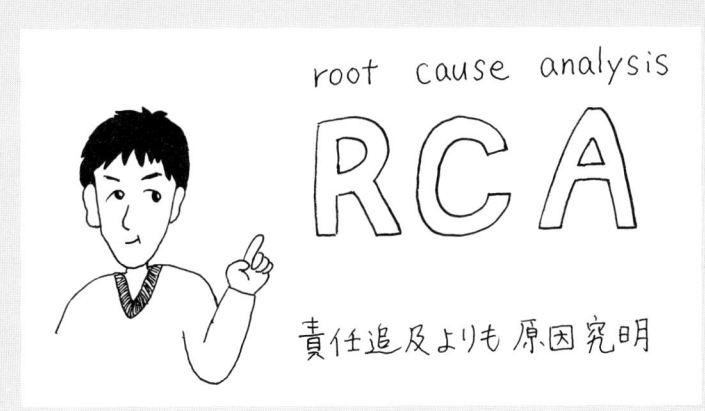

root cause analysis

RCA

責任追及よりも原因究明

きていないところはある．それを見つけ出すのがプロの仕事である．だから，「ちゃんとした病院」では感染対策責任者は「うちはまだまだです」と必ずいう．

リスクヘッジの第一歩はリスクをしっかり認識するところにある．リスクをリスクと認識しなければ，事故もなく，失敗もなく，失態もない．しかし，それでは「ことの本質」を見失う．

③昔は「本当に」よかったのか？

リスクと対峙するのは恐ろしいことだ．その恐怖は知っておくべきである．しかし，勇気とは，恐ろしさを正当に認識しつつ，それにまっとうに対峙する誠実な態度のことである．

先日，あるインタビューで「最近の若者は失敗を恐れて，失敗しない選択肢を探そうとばかりしている」という指摘を受けた．それは事実かもしれない．しかし，僕は「失敗を恐れる」ことは決して悪いことではないと思う．昔の医療はよかった，イマドキの若い奴らは，というのは幻想，いや妄想にすぎない．

日本の医療は問題を山ほど抱えているが，それでも過去の日本医療よりも遥かにましである．タイムマシンで過去に行けたら，（どの時代でもよい），「昔の医療はこんなに悲惨だったのか」と嘆息するはずだ．知識の面でも，技術の面でも，態度・倫理の面でも．日本の医療は今が at its best なのである．

しかし，そのことはこれ以上進歩の必要がないことを意味しない．少なくとも感染症界に関していうと，日本はほかの優れた国と比べると周回遅れである．

④それは喧嘩か？　イジメか？

例えば，思うに，若いうちは，喧嘩はしておいたほうがよい．口論もしたほうがよい．喧嘩の大多数は「しなくてもよかった喧嘩」だ．だから，喧嘩はたいてい失敗である．し

かし，それは喧嘩＝失敗を重ねてみないとわからない不要さだ．そういう体験をしていないと，本当に必要なときに戦えなくなる．あるいは，塩梅を理解できずに，相手を殺してしまうような惨事を招く．

喧嘩はイジメではない．イジメは相手の抵抗がゼロかほとんどゼロであるような状況での他者への攻撃である．喧嘩は相手の反撃を引き受ける覚悟を決めている状況での他者への攻撃だ．隠れたところから，安全なところから石を投げる行為を喧嘩とはいわない．多くは喧嘩の経験が乏しいから，イジメしかできない．

そういう喧嘩を若いときにしておけば，「ほとんどの喧嘩は回避しておいたほうがよい喧嘩だ」と肌で体得することができる．そういう経験がないと，「喧嘩はいけませんよ」という観念しか頭に入らない．観念だけの理解だと，「これは，ただじゃれあっているだけですよ．喧嘩じゃありません．ましてやイジメじゃありません」とうそぶいて，イジメで人を殺したり，自殺に追いやったりするのだ（これも殺しとほぼ同じだ）．それこそ真に残酷な営為である．

医学生の中には

生まれてこの方，失敗を一度も失敗したことがない

というすごい人がいる（らしい）．ただそれは「失敗を失敗と認識できていなかった」か，「一度もチャレンジをしたことがないか」のどちらか（あるいは両方）である．

失敗のないチャレンジは存在しない．定義的にそれをチャレンジとは呼べない．医療の多くはチャレンジだ．そこには常に失敗のリスクが潜んでいる．そのリスクを顧慮せず大鉈を振るう医療は蛮勇である．

リスクを直視し，かつチャレンジをまった

くしなければ，それは医療ではない．医療行為には必ず失敗がついて回る．プロ野球選手に必ずアウトがついてまわるように．

　「生まれてこの方，失敗を一度も失敗したことがない」医学生は，医者になってから生涯最初の失敗を経験するわけで，これはとても恐ろしいことである．ささいな失敗に立ち上がれなくなってしまうひ弱な人物になるか，その失敗そのものを全否定して責任回避に走るか．いずれにしてもそこにはまっとうな医者の姿はない．この手の医者や官僚は，残念ながらそう稀な存在ではない．

（おわりに）
　感染症診療も感染対策も，どちらもリスクマネジメントの典型像である．リスクマネジメントにおいて最も大事なのは勇気，誠実さ，そして観察力である．リスクはちゃんと観察しないと視認できない．それを認める誠実さがないと，それと対峙する勇気がないと，リスクマネジメントは不可能である．残念ながら日本のリスクマネジメントの多くは，この3つ「勇気」「誠実さ」「観察力」のすべてが欠けているケースがまだまだ多い．

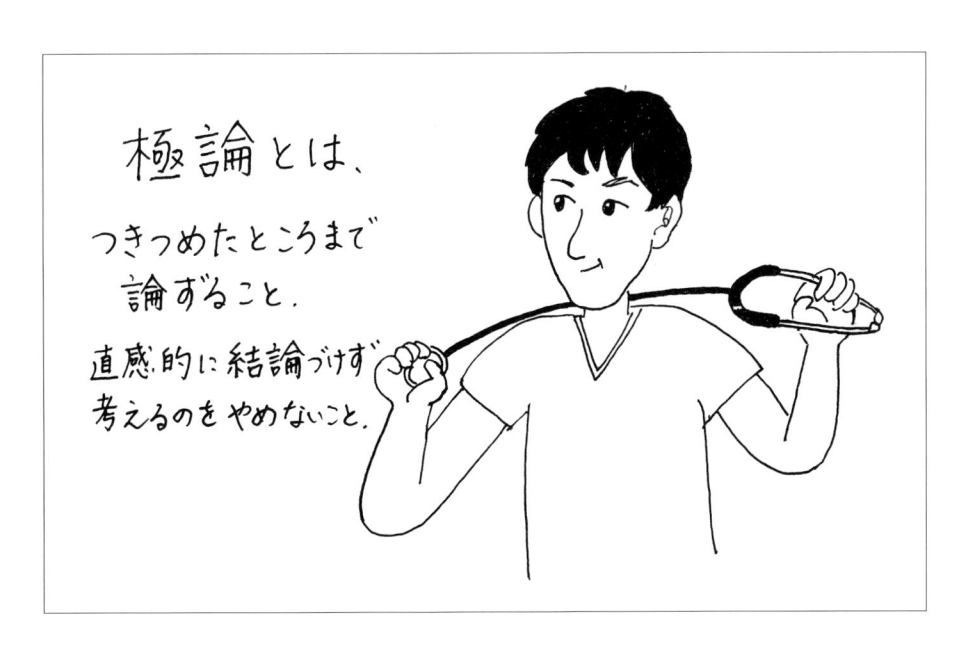

●文献

1) 岩田健太郎（著）：抗 HIV/ エイズ薬の考え方，使い方，そして飲み方．中外医学社，2011.

2) http://blogs.jwatch.org/hiv-id-observations/index.php/new-hiv-treatment-guidelines-and-the-end-of-an-era/2015/04/08/.

3) Sax PE et al：Tenofovir alafenamide versus tenofovir disoproxil fumarate, coformulated with elvitegravir, cobicistat, and emtricitabine, for initial treatment of HIV-1 infection: two randomised, double-blind, phase 3, non-inferiority trials. The Lancet. 2015 Autumn; 385(9987):2606-15.

4) Luca AD et al：Declining Prevalence of HIV-1 Drug Resistance in Antiretroviral Treatment-exposed Individuals in Western Europe. J Infect Dis. 2013 Apr 15;207(8):1216-20.

5) http://www.haart-support.jp/pdf/guideline2015.pdf.

索　引

● O ～ Z

極論で語る感染症内科

| 平成 28 年 1 月 25 日 | 発　　　行 |
| 平成 28 年 2 月 10 日 | 第 2 刷発行 |

著　者　　岩　田　健太郎

編集協力　香　坂　　俊

発行者　　池　田　和　博

発行所　　丸善出版株式会社

〒101-0051　東京都千代田区神田神保町二丁目 17 番
編　集：電　話(03)3512-3266／FAX(03)3512-3272
営　業：電　話(03)3512-3256／FAX(03)3512-3270
http://pub.maruzen.co.jp